コンプリート
デンチャー

――鈴木哲也のマスター1――

ランクアップのための**知恵と技**

鈴木 哲也
古屋 純一
著

デンタルダイヤモンド社

2

PREFACE　はじめに

　盛岡から東京に戻って6年が過ぎた。戻った年に岩手医科大学在職中に書きまとめた原稿を『よい義歯 だめな義歯』との表題でクインテッセンス出版から出版した。幸い多くの先生方の支持をえて、現在5刷まで増刷を重ねている。

　さて、この6年間で我が国の歯科医療を取り巻く環境は厳しさを増した。高齢化はさらに進み、高齢化率は昨年27％を超え、認知症患者の増加も深刻な問題となってきた。個人だけでは高齢者を支えきれないことから、「地域包括ケアシステム」の構築が提言され、地域全体で住まい、医療、介護、生活支援・介護予防を"包括的に"体制を整備しようとする取り組みがスタートした。また「オーラルフレイル」いう新たな考え方が生まれ、口腔機能の維持、改善という観点からの重要性が認識されるようになってきた。

　総義歯を必要とする患者は、まさにこの「地域包括ケアシステム」で支援されるべき対象者であり、「オーラルフレイル」が懸念される高齢者である。したがって総義歯治療の目標は、間断のない食べる機能の維持、回復であるとの再認識が大切となった。しかし、未だに歯科雑誌にはセラミストまがいの歯肉部がモディファイされた症例写真が度々掲載されており、違和感を覚える。今、治療のファーストチョイスは新義歯製作よりも、慣れ親しんだ使用中義歯の修理やリラインに移りつつあり、訪問診療などを考えれば、マル模だけでほどほどの義歯を作れる技量も求められている。

　そこで、本書では予備印象採得とリラインを主要なテーマに掲げた。しかし、これらをマスターするためには、たとえ回り道であろうとも、口腔の解剖学的、生理学的知識および理工学的知識を整理し、それらに基づいた義歯のあるべき形の理解が必須である。そのためには、意外に思うかも知れないが、辺縁形成のステップを通じて考えることが一番の近道であると確信している。コンパウンド印象の項は、コンパウンド印象を推奨するために書いたわけではない。読むことによる"辺縁形成の仮想体験"を通して、義歯の形態、印象採得の本質を理解してほしいとの意図からである。まずPart 2を読んでから、Part 1、Part 3と読み進めるとすんなりと体になじむと思う。また、シングルデンチャーについては、本書題名の"マスター1"から続く、次作への序章とお取りいただきたい。

　さて、今回も港区の磯谷一宏先生に題名を考えていただいた。鈴木、担当編集者であるインターアクション（株）の畑、磯谷の『よい義歯だめな義歯』チームに、新たに古屋純一教授を加えての執筆再開である。

　また、本書をまとめるにあたっては多くの先輩、友人にご助言、ご支援をいただいた。特に学生時代からの師であり、義歯を考える力を伝授していただいた富山県の田中慎二先生、私に診療の場を与え、様々な支援いただいている東京医科歯科大学の水口俊介教授に心から感謝を申しあげたい。また、常日頃から私を叱咤、応援してくれている同僚の高橋英和教授、長野県の竹内 智先生、世田谷区の安藤一夫先生、さいたま市の渡邊竜登美先生、渋谷区の大泉 誠先生に感謝する次第である。さらに、私の遅筆でご迷惑をおかけしたデンタルダイヤモンド社の濱野 優代表取締役にお礼を申しあげたい。

　鈴木流のポイントは、頭を使うことにある。超絶な技ではなく、知識から生まれた知恵を使い、普通より少し技を頑張ることで、大きな結果が得られると理解している。本書が若い歯科医師の技量向上に少しでも役立つことができれば幸いである。

平成29年3月
鈴木哲也

CONTENTS 目次

PREFACE はじめに 3
AUTHORS 著者紹介 8

PART 1

予備印象採得をマスターするための7つのポイント

急がばマル模。予備印象採得が義歯の形態を決める

CHAPTER 1 予備印象を左右する因子 10
　　1-1 既製トレーの適合が最初のポイント 11

CHAPTER 2 既製トレーの選択と調整のポイント 14
　　2-1 「既製トレーはあわない」常に工夫が必要 15
　　2-2 トレーは、後ろから合わせる 17
　　2-3 義歯の形態をイメージしてトレーを合わせる 20

CHAPTER 3 顎堤吸収、既製トレーの適合と印象材の硬さ 26
　　3-1 合ってないトレーは、ややコシのある印象材で 27

CHAPTER 4 患者をどう導くか ―指使いのポイント― 30
　　4-1 トレーを入れてもすぐに押さない 31

CHAPTER 5 予備印象のチェックポイント 42
　　5-1 左右対称になっているか？ 43

CHAPTER 6 アルジネート積層2回法も悪くない 46
　　6-1 上顎の気泡は模型で修正、下顎の形態不良は、印象でリカバリー 47
　　6-2 失敗した印象のトリミングがすべて 50
　　6-3 2回目の指示運動は、大きく 53

CHAPTER 7 訪問なら、シリコーン積層2回法もよい 56
　　7-1 効率的な印象で、術者も患者も負担を少なく 57

PART 2

精密印象採得をマスターするための7つのルール

よい義歯の形・だめな義歯の形

CHAPTER 1　Denture Space から考える総義歯の形 ……………………………………… 62
　1-1　義歯の大きさをどう判断するか？ …………………………………………… 63

CHAPTER 2　個人トレーと辺縁形成の意図するところ ―顎堤との適合は緩めがよい― ……… 68
　2-1　辺縁形成に怯える必要なし ………………………………………………… 69

CHAPTER 3　辺縁形成に直結する重要事項①　下顎義歯の床形態を理解する ……………… 72
　3-1　下顎義歯の辺縁設定のルール ……………………………………………… 73
　3-2　下顎唇側・頬側は左右対称でしっかり延ばす ……………………………… 76
　3-3　下顎舌側の床縁形態は 3 部位にわけて考える ……………………………… 81
　3-4　まとめ：下顎義歯床縁のイメージ ………………………………………… 88
　3-5　大きい、小さいの判断は？ ………………………………………………… 90

CHAPTER 4　辺縁形成に直結する重要事項②　上顎義歯の床縁形態を理解する ……………… 92
　4-1　上顎では、後縁の設定位置が維持を決める ………………………………… 93
　4-2　バッカルスペースは、しっかり充たす ………………………………………… 95
　4-3　排列を考えて厚みを確保せよ ……………………………………………… 97
　4-4　ひっぱりゃ分かる、小帯部 ………………………………………………… 98
　4-5　まとめ：上顎床縁のイメージ ……………………………………………… 101

CHAPTER 5　個人トレーと指示運動を理解する ………………………………………… 102
　5-1　トレーがよければ誰でも採れる …………………………………………… 103
　5-2　指示運動と開口印象・閉口印象 …………………………………………… 107

CHAPTER 6　コンパウンド印象を使わない人こそ読むべき精密印象 ……………………… 110
　6-1　コツをつかめばコンパウンドも恐れるに足らず …………………………… 111
　6-2　辺縁形成の順序 ……………………………………………………………… 113
　6-3　コンパウンドを使った下顎辺縁形成の実際 ……………………………… 114
　6-4　上顎辺縁形成の実際 ………………………………………………………… 124

CHAPTER 7　かなり使える！シリコーン1回辺縁形成法 ……………………………… 130
　7-1　基本的な手技は、コンパウンドを使う方法と変わらない ………………… 131

PART 3

リラインをマスターするための5つのルール

もはや新製義歯だけがすべてではない

CHAPTER 1 長期使用により起こる問題を理解する ………………………………… 140
    1-1 変化は、生体・義歯の両方に起きてくる ……………………………… 141

CHAPTER 2 リラインの前にやるべきこと ……………………………………… 144
    2-1 結局、意味は変わらないリラインとリベース …………………………… 145
    2-2 リラインを行うにあたって必要な検査 …………………………………… 146

CHAPTER 3 ティッシュコンディショナーは魔法の材料か ……………………… 150
    3-1 用途を考えた製品選択が必要 ……………………………………………… 151

CHAPTER 4 硬質リラインのポイント …………………………………………… 154
    4-1 リラインには、直接法と間接法がある …………………………………… 155
    4-2 上顎総義歯のリライン …………………………………………………… 156
    4-3 下顎総義歯のリライン …………………………………………………… 158

CHAPTER 5 硬質とはまったく異なる軟質でのリライン …………………………… 162
    5-1 軟質リラインが必要になるわけ ………………………………………… 163
    5-2 軟質裏装材の種類と物理的性質 ………………………………………… 165
    5-3 軟質裏装材の術式のポイント …………………………………………… 167
    5-4 軟質裏装材を用いた義歯調整時の注意 ………………………………… 180

PART 4

シングルデンチャーをマスターするための3つのルール

力のコントロールで上下顎のアンバランスを解消する

CHAPTER 1	シングルデンチャーの問題を理解する	184
	1-1 シングルデンチャーを難しくする要因	185
CHAPTER 2	上顎シングルデンチャーをマスターする	188
	2-1 上顎シングルデンチャーに生じる問題	189
	2-2 上顎シングルデンチャーでの対応	191
	2-3 下顎臼歯部がすべて天然歯列弓の場合	193
	2-4 下顎前歯部のみが残存している場合	204
CHAPTER 3	下顎シングルデンチャーをマスターする	222
	3-1 「痛み」はなぜ生じる？	223
	3-2 対策は、咬合力を分散、減じること	224

Column

おすすめ印象材 55

個人トレーを工夫することで、不安なく上顎義歯の後縁を短く設定できる 109

咬合圧印象と咬座印象 129

Balanced Occlusion に注意 196

参考文献 228

AUTHORS 著者紹介

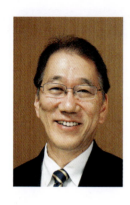

鈴木 哲也　すずき てつや
東京医科歯科大学大学院 医歯学総合研究科 口腔機能再建工学分野 教授

【略歴】

1980 年	東京医科歯科大学歯学部 卒業
1985 年	東京医科歯科大学大学院 修了（歯学博士）
1985 年	東京医科歯科大学歯学部歯科補綴学第三講座 助手
1997 ～ 1998 年	米国オハイオ州立大学 客員准教授
2001 年	東京医科歯科大学大学院医歯学総合研究科摂食機能評価学分野 助教授
2005 年	岩手医科大学 歯学部歯科補綴学第一講座 教授
2011 年	東京医科歯科大学歯学部口腔保健学科口腔機能再建技工学分野 教授
2015 年	東京医科歯科大学大学院医歯学総合研究科口腔機能再建工学分野 教授

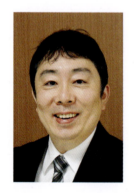

古屋 純一　ふるや じゅんいち
東京医科歯科大学大学院 医歯学総合研究科 地域・福祉口腔機能管理学分野 教授

【略歴】

1996 年	東京医科歯科大学歯学部 卒業
2000 年	東京医科歯科大学大学院歯学研究科高齢者歯科学専攻 修了（歯学博士）
2005 年	岩手医科大学歯学部歯科補綴学第一講座 助手
2008 年	岩手医科大学歯学部歯科補綴学第一講座 講師
2010 年	岩手医科大学歯学部歯科補綴学講座有床義歯補綴学分野　准教授
2013 ～ 2014 年	Harvard School of Dental Medicine 客員准教授
2014 年	岩手医科大学歯学部補綴・インプラント学講座 准教授
2015 年	東京医科歯科大学大学院医歯学総合研究科地域・福祉口腔機能管理学分野 教授

PART 1

予備印象採得を
マスターするための
７つのポイント

急がばマル模。

予備印象採得が義歯の形態を決める

CHAPTER 1

予備印象を左右する因子

CHAPTER 1-1 既製トレーの適合が最初のポイント

　総義歯の印象をマスターするポイントは「急がばマル模」である。義歯の形態を決める最終印象は個人トレーのよしあしに左右されるため、予備印象をマスターすることが、印象採得を極めるツボである。よって、総義歯の印象採得は、最終印象時の辺縁形成よりも、むしろマル模にこだわることが重要である（**図1**）。

　PART 1 では、まず、今後の義歯治療の中心となる在宅や施設、病院への訪問診療など、道具や環境に恵まれていない状態での治療も想定し、特別な道具や手法を用いなくても実践できる予備印象採得のポイントについて述べる。

図1 総義歯は急がばマル模！

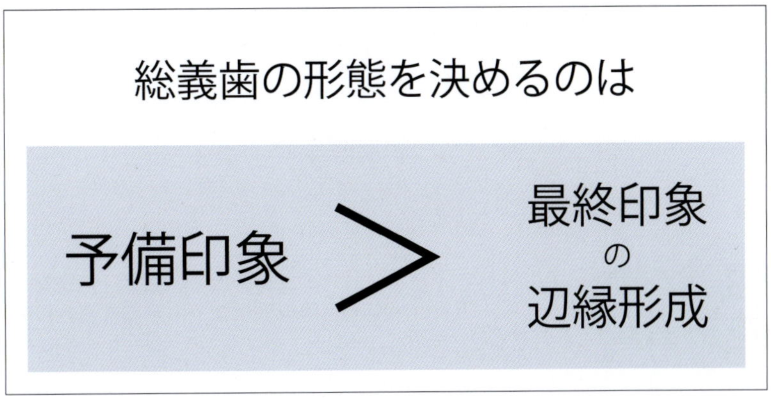

図1 **ここが重要！** 総義歯の形態を決める最終印象は個人トレーのよしあしに左右される。そのため、マル模（予備印象）をマスターすることが非常に重要である。

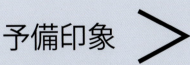

1) 無歯顎の予備印象は、有歯顎より難しい

　有歯顎における予備印象の対象は、歯列と歯周組織であり、トレーの大きさを間違えなければ、印象材は歯列に沿って自然と歯肉頬移行部の方向に流れていく（**図2**）。そのため、あまり深く考えずに行っても、そこそこのマル模が採れる。しかし、無歯顎における予備印象の対象は、歯の10倍の被圧変位量を有する顎堤粘膜である。さらに、超高齢社会では高度に吸収した顎堤やフラビーガムなど可動性に富む粘膜を有する症例も多く、顎堤が歯列の代わりを果たしてくれないため、印象材の流れは悪くなり（**図3**）、考えもなしに予備印象を行うと成功は望めない。そのため、予備印象を左右する因子（**図4**）を適切に考慮しながら、効率的によいマル模を採ることが重要である。予備印象のポイントは、『合わない既製トレーの適合をいかに図るか』、また、『緊張している患者の頬や舌をどう導くか』の2点に集約される（**図5**）。

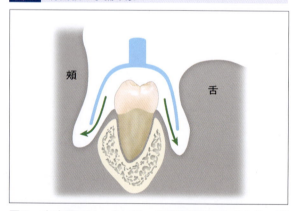

図2 有歯顎の予備印象

図2　有歯顎では、歯に沿って印象材が流れるため、既製トレーを調整しなくても、印象材が歯と歯周組織にまで自然と流れやすい。

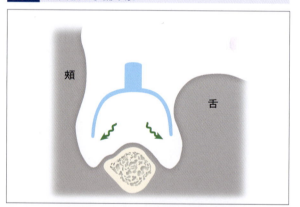

図3 無歯顎の予備印象

図3　無歯顎では、トレーの適合が悪いと印象材が口腔前庭に流れにくい。高度に吸収が進んだ顎堤ほど、トレーが合いにくいため、印象が困難になる。

図4 予備印象を左右する因子

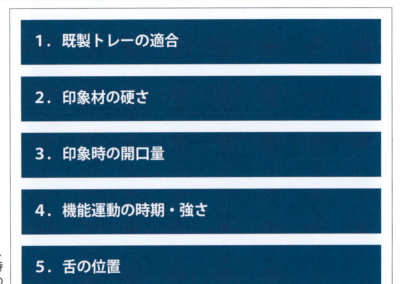

図4 よい予備印象を採るためには、5つの要因を考慮する必要がある。特に、印象が困難な下顎では、印象時の開口量と舌の位置が重要になる。

図5 予備印象の2つのポイント

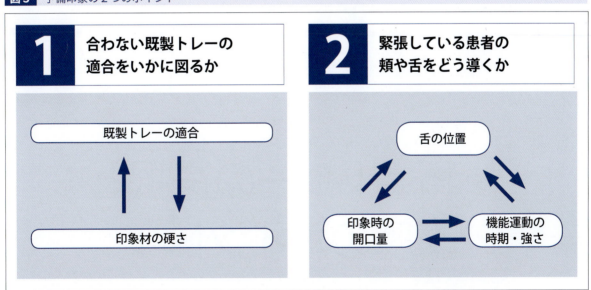

図5 **ここが重要！** 既製トレーの適合と印象材の硬さは相補関係にあり、適合が悪ければ硬めの印象材を、よければ硬さをおさえた印象材の練和が必要となる。また、印象時の開口量、機能運動の時期・強さ、舌の位置については、患者をどうリラックスさせるかに集約される。

CHAPTER 2

既製トレーの選択と
調整のポイント

CHAPTER 2-1 「既製トレーはあわない」常に工夫が必要

　無歯顎では左右で顎堤吸収の程度が異なることも多く、粘膜の被圧変位量を完全にはコントロールができないため、加圧せずに無圧印象をめざすのが効率的である。そのため、既製トレーを可及的に顎堤に適合させることが重要である。

　無歯顎の既製トレーは、特殊なものを除けば、基本的に調整が必要であり、そのまま使えることはほぼないと考えておく（**図6**）。通常、無歯顎用のトレーはサイズが小さすぎることが多く、また、形態も顎堤の形態と合っていないことがほとんどである。そこで、まず、無歯顎用トレーを使う場合には、ユーティリティワックスで延ばしたり、プライヤーで曲げる、可能な材質では金冠鋏で切るなど、トレーの形態を顎堤に合わせる作業が必須となる（**図7**）。トレーの適合を調整するためには、まず口腔内をよく観察することが重要である。特別な理由がなければ、下顎は座位で、上顎はチェアーを倒しリクライニング位をとらせると、口腔内を観察しやすい（**図8**）。

図6　無歯顎用の既製トレー

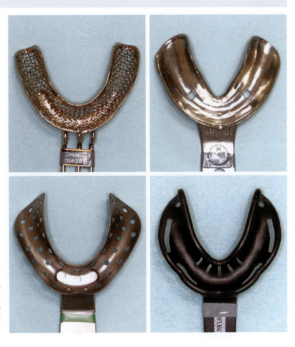

図6　無歯顎用の既製トレーは様々な種類があるが、購入時の形態のままでは使いにくく、調整が必要な場合が多い。あらかじめ理想に近い形態が付与された既製トレーも市販されている（右下）。

| 図7 | 既製トレーの調整 |

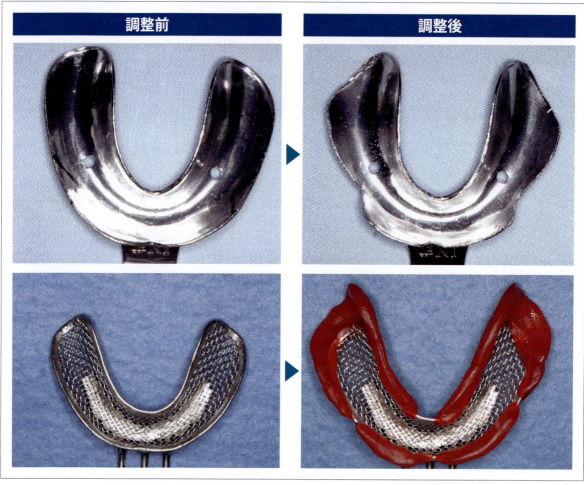

図7 ユーティリティワックスで延ばす、プライヤーで曲げる、可能な材質なら金冠鋏で切るなどの調整を行い、可及的に顎堤に適合させる。

| 図8 | トレー試適時の体位 |

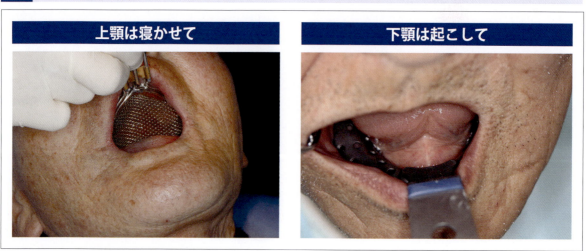

図8 ミラーの柄でサイズを計測しただけでは、既製トレーの適合は分からない。必ず口腔内を見やすい位置で口腔内に試適してトレーを選択する。

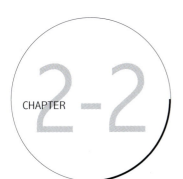

CHAPTER 2-2 トレーは、後ろから合わせる

　　トレー合わせのポイントは、「後ろから合わせていく」ことである（**図9**）。上顎下顎ともに、義歯の後縁は維持安定に大きく関わる部位であり、歯科医師の判断によって決まる部分である。「義歯の大きさは後縁で決まる」。そのため、解剖学的ランドマークを確認し、トレーは義歯後縁の部分をはじめに合わせるのがポイントである。

図9 トレー合わせのポイント「トレーは後ろから合わせる」

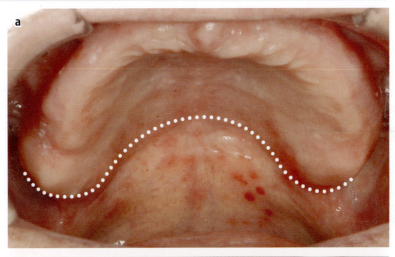

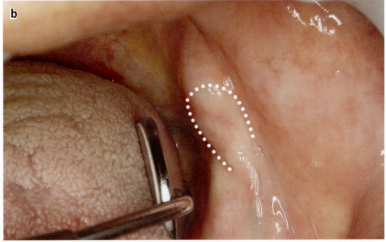

図9a、b 義歯の維持安定に重要な義歯後縁の位置は、歯科医師が決める部分である。義歯の大きさは後縁で決まるため、解剖学的ランドマークを確認し、トレーは義歯後縁（図中点線部）を最初に合わせる。

1) 下顎の合わせ方「上方にむかう方向で延長」

　以下、下顎から順に記載する。下顎は、レトロモラーパッドが印象に収まるように、既製トレーを調整する。その際、トレーが下顎のレトロモラーパッドまで届かないことが多い。その時には、トレーを後方に延ばすのではなく、上方に延ばすイメージで延長し、トレーを合わせていくとよい（**図10**）。トレー後縁の位置が決まったら、そのままトレーの頬舌側後方の形態も作っておき、頬棚と後顎舌骨筋窩部・顎舌骨筋線部の印象が採れるようにしておく。特に舌側の形態は、よい義歯のイメージを参考に、レトロモラーパッドから垂直に辺縁を下ろし、頬側から見た時に直角三角形状に舌側辺縁が見えるように形作るとよい（**図11**）。

図10 下顎は、横ではなく上方にむかうイメージで延長する

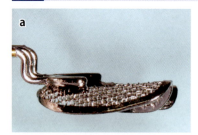 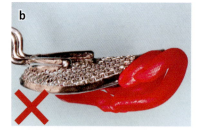 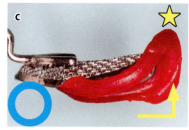

図10a〜c　下顎はレトロモラーパッドの部分が不足することが多い。ワックスで後方に延長する際には、真横に延ばす（**図10b**）のではなく、上方にむかうように（**図10c**）延長する。

図11 後縁を決めたら、一緒に頬舌側後方の形態も作っておく

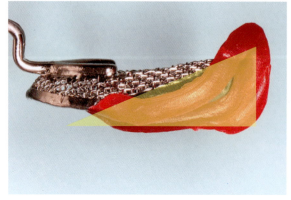

図11　下顎の後縁が決まったら、義歯の形態をイメージして、そのまま垂直にトレー舌側辺縁を下方に延長し、エル字型に形作る。頬側から見た時に、舌側が直角三角形に見えるイメージで、後顎舌骨筋窩の印象にむかって確実に採る。

2) 真横にトレー後縁を延ばしてはいけない理由

　真横にトレー後縁を延ばしてはならない理由は、実は顎堤形態の変化にある。かつては、条件のよいカマボコ型の顎堤が多かった。今あるトレーの大部分はその当時の顎堤形態に合わせて作られたままである。そのため、隆々としたかつての顎堤ならば、後縁を真横に延ばすだけでも問題はなかった（**図12**）。しかし、現代日本の無歯顎顎堤は、吸収が大きく、後方にむかってせり上がったような形態をしている。そのため、トレー後縁を真横に延ばすと、トレーの上部先端が顎堤にぶつかり、そこから先は奥まで挿入することができない。最も採りづらい下顎舌側後方に、トレーの辺縁が届かないことになる（**図13**）。トレー後縁を上向きにすれば、後縁と顎堤が干渉することなく、結果としてトレー舌側後縁が奥まで挿入できるため、顎舌骨筋線部から後顎舌骨筋窩部へと容易に印象内に収められる。

図12 顎堤の形態は時代とともに変化している

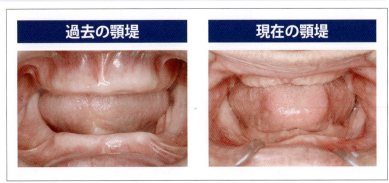

図12 過去のカマボコ型の顎堤に合わせて作られた既製トレーでは、現在の吸収した顎堤には合わない。

図13 吸収が進んだ下顎顎堤では、既製トレー後縁を上方に延ばす

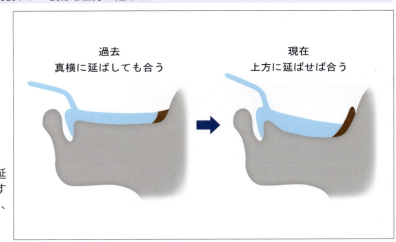

図13 **ここが重要！** 現在では真横に延ばすよりも、既製トレーを上方に延ばすことで、顎堤の形態に適合した形となり、トレーを正しく奥まで挿入できる。

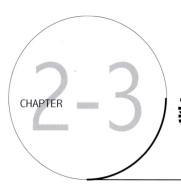

CHAPTER 2-3 義歯の形態をイメージしてトレーを合わせる

1) 下顎のやり方

後ろを合わせたあとは、辺縁形成を行うつもりで、後方から前方へと適合させていく。下顎は、頬側は頬棚を確保する（**図14**）。後ろから1／3あたりが一番広く、さらに咬筋影響部を考慮してレトロモラーパッドにむかって斜めにカットするイメージに調整する。一般的に、顎堤の高さがある場合には、顎堤頂から外下方に、顎堤の吸収が進むと、顎堤頂から外上方に頬棚を延ばしていくイメージになる。

図14 下顎の頬側は頬棚を覆う

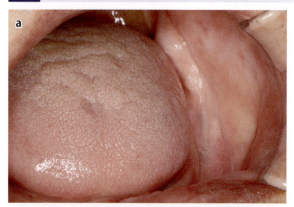
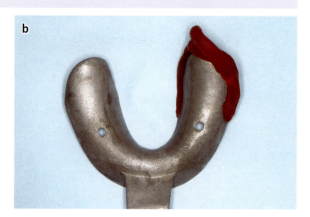
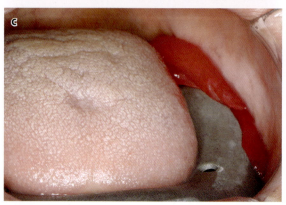

図14a～c　口腔内で外斜線を触診し、圧負担域である頬棚を確実にトレー辺縁で覆う。その時、咬筋影響部を意識して斜め45度に形作る。顎堤が高度に吸収した症例では、外上方にトレー辺縁を延ばす必要があるので注意する。

| 図 15 | 下顎の唇側は、オトガイ筋付着部を覆う |

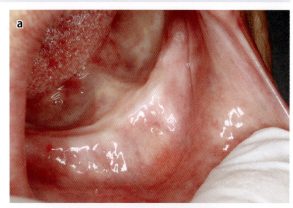

図15a、b　口唇をわずかに前方（上方ではなく前方に引く）に引くと、オトガイ筋付着部が表れるので、確実にトレー辺縁を延ばし、印象域に収めておく。この部位は、特に顎堤吸収した症例では、口唇の緊張や動かしすぎによって床縁が短くなりやすいので注意が必要である（b）。

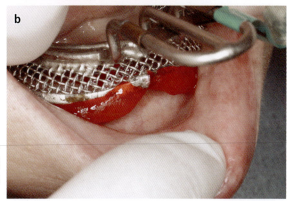

| 図 16 | 小帯はあらかじめ避ける |

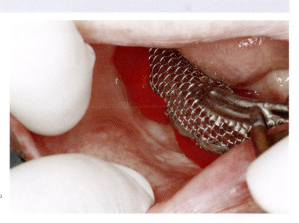

図16　頰小帯は、頰粘膜を遠心方向に牽引して確認する。下唇小帯も、下口唇を前方に牽引して確認する。

　　唇側はオトガイ筋の付着部を超えてトレー辺縁を延長する（図15）。前歯部のこの部位は口唇の緊張や上方への牽引により、容易に短くなりやすいので注意が必要である。頰小帯や下唇小帯は、顎堤吸収が大きければ見えないことも多いが、頰粘膜や口唇を前方に牽引して事前に確認し、明確に見えるようにすれば、あらかじめ避けておく（図16）。

舌側は、義歯の形態をイメージし、上からみた際に後顎舌骨筋窩部〜顎舌骨筋線部〜舌下腺部の3部位でS字状カーブとなるように調整しておく（**図17**）。トレーの舌側の深さの目安としては、舌下腺部の安静時の深さに合わせてそのまま後方へまっすぐ延ばしておけばよい（**図18**）。

正しく調整されたトレー辺縁は、頬側と舌側でほぼ同じ深さに見えることが多い。また、上から見た時には、左右対称になる。後ろからトレーを合わせていくことで、トレー全体の大きさが規定されるため、失敗も少なくなる。ただし、舌側のトレー合わせは、舌が邪魔して見えないため、なかなか判断が難しい。急ぐ場合は、レトロモラーパッドと頬棚だけ合わせてすますことも多い（**図19**）。あとは後述する印象材の硬さや舌の誘導でなんとかなるものである。

図17　下顎の舌側はS字状に

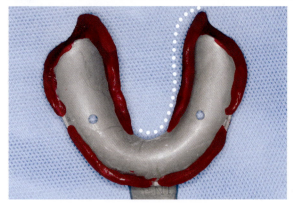

図17　後顎舌骨筋窩部〜顎舌骨筋線部〜舌下腺部の3部位でS字状になるように、トレー辺縁を調整しておく。舌小帯は、口腔内で一番大きい小帯なので確実に避けておく。

図18　舌側の深さは安静時の舌下腺部の深さを目安に

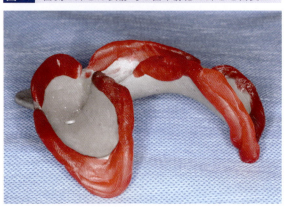

図18　舌側の深さは、安静時の舌下腺部の深さを目安にして、深く「攻めすぎない」ように注意する。舌下腺部から顎舌骨筋線部は、ほぼ同じ高さにしておけばよい。トレーを頬側からみた時に、ほぼ頬側と舌側で同じくらいの深さになっていれば大きな間違いはない。

図19　急ぎの場合は、レトロモラーパッドと頬棚だけでも

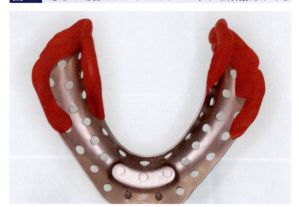

図19　**ここが重要！** レトロモラーパッドと頬棚だけを合わせていけば、なんとかなる。

2) 上顎のやり方

　上顎も、下顎と同じように、必ずトレーの後縁から顎堤に合せていく。義歯床後縁を設定するハミュラーノッチやアーラインを印象域に収め、上顎結節をくるむように、上顎結節の外側にトレー辺縁を延ばしていく（図20）。この際、トレーを後ろから観察し、トレー辺縁の深さが左右で同じ程度になっていることを確認する。また、顎堤の幅や高さを観察し、吸収の程度を考慮しながらトレー辺縁の厚みを調整し、全体として左右対称に仕上げておく（図21）。小帯については、下顎よりもはっきりと見えることが多いため、確実に避けておく（図22）。また、アルジネート印象材が咽頭にあまり流れ込まないように、ユーティリティワックスを1本添加してダムを作っておく。

図20　上顎も、トレーはあとから合わせる

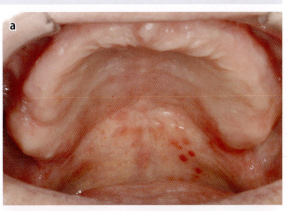

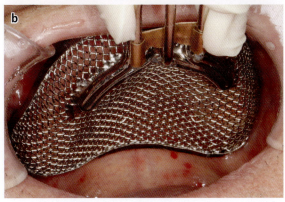

図20a、b　義歯床後縁の位置を決定するハミュラーノッチとアーラインは、歯科医師が決定するため、確実に印象域に収めておく。また、上顎義歯の維持に関わる上顎結節の外側の印象が足りなくなることが多いので、トレー辺縁を調整し、確実に印象材が流れるようにしておく。

| 図21 | 上顎の既製トレーも上からみて左右対称になるように調整する |

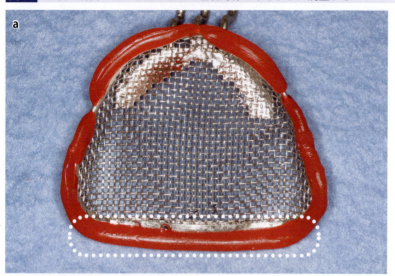

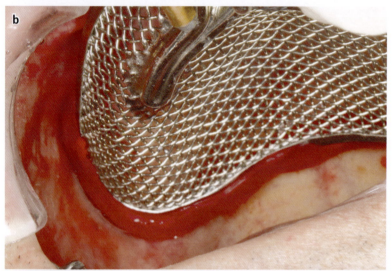

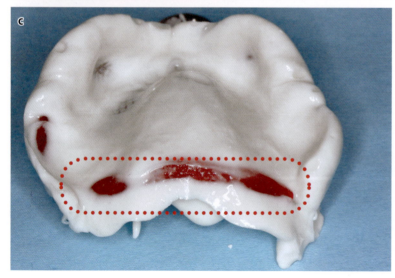

図21a～c 顎堤吸収が強いところは床縁が厚くなるように、顎堤吸収が少ないところは床縁が薄くなるように調整する。全体として見ると、左右対称の形態になるように調整していく。後縁に咽頭への印象材の流入を避けるため、ユーティリティワックスを1本添加してダムをつくっておく。

図22 上唇小帯はまっすぐ、頰小体は遠心方向に避ける

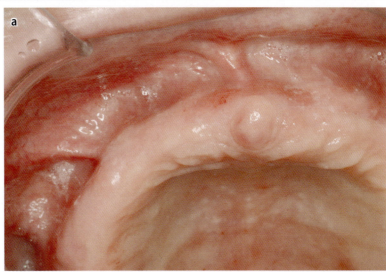
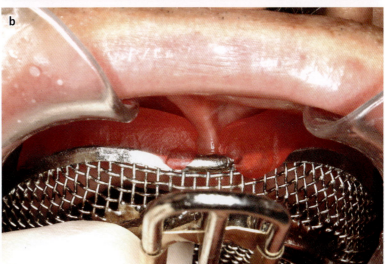
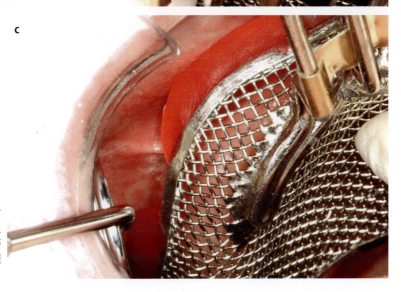

図22a〜c 頰小帯は頰粘膜を遠心方向に牽引して確認する。上唇小帯も上口唇を前方に牽引して確認する。小帯部にはワックスを添加せず、確実に避ける。

CHAPTER **3**

顎堤吸収、既製トレーの
適合と印象材の硬さ

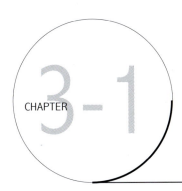

CHAPTER 3-1 合ってないトレーは、ややコシのある印象材で

　カマボコ型の良好な顎堤を持つ症例では、顎堤自体が有歯顎の歯と同じ役割を果たすことで、印象材が歯肉頬移行部に流れるため、有歯顎と同様に、あまり深く考えなくても、予備印象がうまくいきやすい（図23）。しかし、高度に顎堤が吸収した症例では、トレーと顎堤の間に大きな隙間ができてしまい、さらに、印象材の流れと予備印象で押さえたい部分が一致しないため、予備印象が難しくなる。そのため、前述したように、顎堤吸収と床縁を延長する方向を考慮してトレーを修正するのが基本である。また、必要に応じて顎堤吸収が著しい部分にはあらかじめユーティリティワックスやシリコンパテ、コンパウンドを用いて適合を少しでも改善しておくことも有用である（図24）。

図23 無歯顎顎堤の形態と印象材の流れ

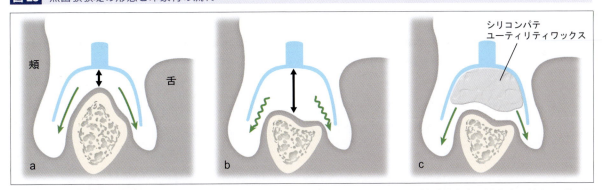

図23a～c　ここが重要！ カマボコ型の良好な顎堤では、有歯顎と同じように印象材が義歯床辺縁方向に流れるが、顎堤吸収した症例では、印象材がうまく流れないことが多い。

図24 トレーの適合があまりにも悪い場合には、事前に改善

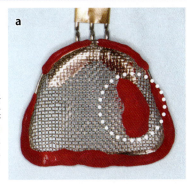
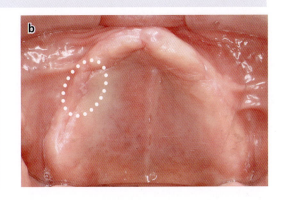

図24a、b 顎堤の左右差が大きいなど、適合が悪すぎる場合には、シリコンパテやワックスなどを用いて、適合を改善しておくことも有用である。

1 トレーの適合が、不良な場合

　ただし、既製トレーの適合性と用いるべき印象材の硬さは相補的な関係にあるため、訪問診療などの現場では、ユーティリティワックスを用いてトレー辺縁を顎堤にだいたい合わせておき、あとは印象材の硬さを調整することで対応するのが効率的である（**図25**）。予備印象に用いられる印象材のほとんどは、水と練和するだけで硬化するアルジネート印象材である。印象材の精度の観点からは粉液比を守って用いるのが原則ではあるが、トレーの適合性に応じて、印象材の流れをコントロールする方が臨床では妥当性が高い。すなわち、トレーの適合が悪い場合には、ややコシがある粘度の高い印象材を用いることで、トレーの適合性を代償させる。

2 トレーの適合が、良好な場合

　一方、トレーの適合が良好な場合には、最終印象採得時と同様に、流れがよく、粘度の低い印象材を用いる。一般的に、『**既製トレーが合いやすい上顎は標準粘稠度で、既製トレーが合わない下顎は硬めに**』と覚えておくとよい。同じアルジネート印象材でも、製品によって硬さやコシが異なり、また近年では硬さや粘度を調整できる製品も販売されているため、前述したトレーの適合性と用いるべき印象材の関係を勘案して、また、それぞれの診療スタイルによって、使いわける。

　なお、上顎では患者のコントロールが容易で時間的余裕もあるので、気泡の入りやすい唇頬側の口腔前庭にあらかじめ印象材を入れておいてもよい（**図26**）。下顎では、ディスポシリンジで印象材を口腔前庭に注入する方法も一部では推奨されているが、我々はその必要性を感じない。印象材の粘度と、トレーへの印象材の盛り方（**図27**）、次に述べる口腔にトレーを挿入してからの押し方で解決できると考えている。使う器具は少ないに越したことはないだろう。

図25 トレーの適合性と印象材の関係

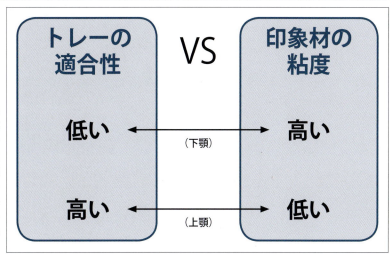

図25 **ここが重要！** トレーの適合が悪い場合には、ややコシがある粘度の高い印象材を用いて、トレーの適合性を代償させる。一方、トレーの適合が良好な場合には、最終印象採得時と同様に、流れがよく、粘度の低い印象材を用いる。一般的に、既製トレーが合いやすい上顎は標準粘稠度で、既製トレーが合わない下顎は硬めに、と覚えておく。

図26 印象材を口腔前庭に入れた方がよい？

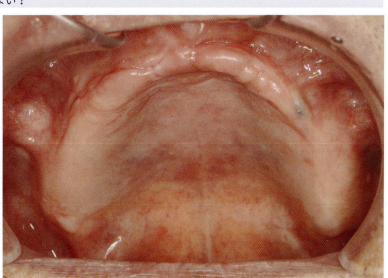

図26 著者らは、手間の割に得られる結果は小さいと考えているので、原則、口腔前庭にあらかじめ印象材を入れることはしていない。印象材がトレー辺縁をスムースに流れるように、あらかじめ印象材をロールして盛っておくことで、口腔前庭に気泡が入りにくくなる。

図27 印象材はトレー辺縁をロールするように盛る

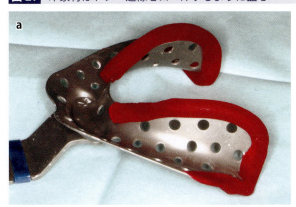 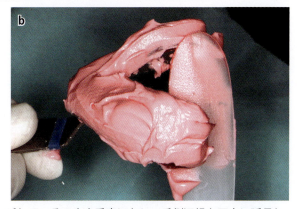

図27a、b 下顎の後縁が決まったら、義歯の形態をイメージして、そのまま垂直にトレー舌側辺縁を下方に延長し、L字型に形作る。頬側から見た時に、舌側が直角三角形に見えるイメージで、顎舌骨筋線部の印象を確実に採る。

CHAPTER 4

患者をどう導くか
―指使いのポイント―

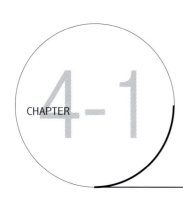

CHAPTER 4-1 トレーを入れてもすぐに押さない

　予備印象を成功させるためのもう1つの鍵は、「患者をいかにリラックスした状態に導き、印象材の流れを考慮しながら、トレーを押していくか」である。ガチガチに口唇や頬が緊張した状態では、トレーを試適した位置まで挿入することもできないし、印象材も押さえたい義歯床縁の設定部位に流れてくれない。予備印象の極意は、『<u>患者をできるだけ早期に閉口させること</u>』、そして『<u>口腔内にトレーを挿入してもすぐには押さず、最後の一押しをとっておく</u>』である（**図28**）。そのためには、トレーの挿入から、緊張の解除、トレーの定位置への挿入、トレーの押し下げ、辺縁形成と保持までの一連の流れ（**図29**）を、既製トレー試適の段階で十分に練習することが重要である。

図28 予備印象の極意！

患者をできるだけ早期に閉口させる

口腔内にトレーを入れても、すぐに押さない

『最後の一押し』をとっておく

図28 **ここが重要！** 開口していると、口唇や頬が緊張し、トレーが定位置まで入らず、印象材も流れない。基本はトレーを挿入したらなるべく早く閉口させる。そして、頬や舌の緊張をほぐすまで、トレーを押さないことである。

図29 試適時の練習を惜しまない

1. トレーの挿入
2. 緊張の解除
3. トレーの定位置への挿入確認
4. 舌の安静位、口唇・頬のリラックスを確認
5. トレーを押して圧接（最後の一押し）
6. トレーの保持と辺縁形成

図29 トレーを定位置に挿入したら、下顎では舌の緊張をとる。上顎では頬と口唇の緊張をとる。トレーの位置と患者のリラックスの確認ができたあとに、トレーを押す。この『最後の一押し』をとっておくことが肝要である。印象がうまくいかない場合の多くは、トレーを入れてすぐに押してしまっていることが原因である。

1) 下顎のポイント

ポイント1：舌の安静位で印象を採る

　下顎の予備印象のもう一つのポイントは、いかにトレーが入った状態で舌を安静位に誘導し、印象を採るか、である。総義歯において、下顎は舌側の印象が義歯の維持や安定に重要である。しかし、それを決める口腔底の位置は舌の位置によって大きく変化してしまう（図30）。印象から作られるマル模では、義歯設計のために、舌の安静位での深さが記録されていることが大切である。基本的に、開口すると舌は後方に下がり、閉口すると前方にでてくる。舌の安静位、すなわち、閉口時のダラッとした前方での舌の位置で印象を採ることが目標となる（図31）。そのためには、試適時に望まれる舌の位置を覚えさせるとよい（図32）。しかし、せっかく練習させていても、実際の印象時に多くの先生は、トレー挿入後の動作が速すぎる。すなわち、トレーを入れたらすぐにトレーを押してしまう。これがうまく採れない最大の理由である。トレーを最後まで押したあとに閉口などさせて舌の緊張をほぐそうとしてもまったく意味がない。アルジネートはすぐには硬化しない。患者もすぐには緊張をほぐせない。トレーの位置を確認し、患者の舌の位置を確認し、そのあとに『最後の一押し』をするのである。『すぐに押さない、最後の一押しをとっておくこと』、このわずかな間合いこそが下顎の予備印象の極意である（図33）。

図30 舌の位置で口腔底は大きく変化する

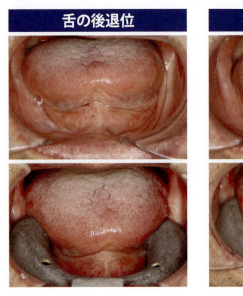
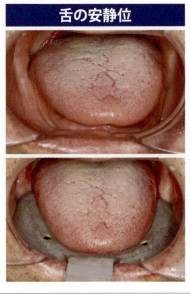

図30 舌側の印象で重要な口腔底の形態は、舌の位置で大きく変化する。トレーが入った状態で舌をいかに安静位に誘導するかが、第一の関門である。

| 図31 | 下顎の予備印象のポイント　①下顎は、舌の安静位で採る |

1．舌が緊張した状態ではトレーが奥に入らない
2．開口させると舌は後ろに下がり、余計に緊張する
3．閉口させ、緊張がとれると、舌は前にでてくる
4．舌の安静位、閉口時のダラッとした前方での舌の位置、で印象を採る

図31 トレーを入れたら、まず閉口を指示し、舌の緊張をほぐしてやる。すると舌が前にでてくる。舌がよいポジションをとるまで、『最後の一押し』をとっておく。

| 図32 | 下顎の予備印象のポイント　②試適時に舌の位置を練習させる |

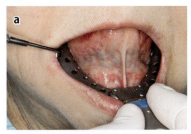
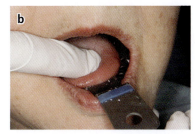
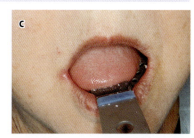

図32a〜c　ここが重要！ トレーを回転しながら挿入したら、まず閉口させる。その後、トレーの上に舌をのせるよう指示する。その後、舌の緊張をほぐし、安静位に誘導する。指の腹で舌背を軽く何度か触れながら、リラックスするよう指示する。

| 図33 | 下顎の予備印象のポイント　③トレーを入れてもすぐに押さない　『最後の一押し』をとっておく |

開口時は、まだ押さない

⬇

閉口させて最後の一押し

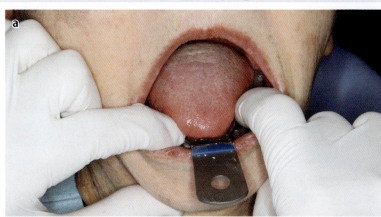
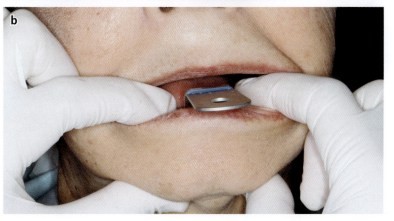

図33a、b　ここが重要！ トレー挿入後の動作が速すぎるとうまくいかない。トレーを最後まで押したあとに閉口させて舌の緊張をほぐしても意味がない。術者がトレーの位置を確認し、患者の舌が楽になってよい位置にくるまで、『最後の一押し』をとっておくこと。

ポイント2：閉口は、両手でトレーと下顎を持って

　一連の流れを整理していこう（**図34**）。下顎は座位で印象採得する。トレーの挿入は、トレーを持つ手と反対の指で口角をひっぱり、頬〜口唇へと指を移動させて排し、トレーを回転しながら挿入する。舌が邪魔をする場合には、トレーを適切に挿入するために「舌をお皿（トレー）の上にのせて下さい」と指示するとよい。その後、「力を抜いてお口を閉じて下さい」と指示する（**図35**）。

　繰り返しになるが、まだトレーは押さない。トレーを押す前に、口唇、頬、下顎、舌の緊張をほぐし、リラックスした状態に誘導する。舌側だけではなく、前歯部の床縁設定に重要なオトガイ筋付着部も、緊張した状態では印象が短くなりやすい。口腔全体の力を抜くよう十分に注意する。そのためにはまず閉口させる（**図36**）。

　有歯顎の印象時と異なり無歯顎では歯がないため、閉口させてもトレーが対合歯に当たることはない（**図37**）。そのため、思ったよりも十分に閉口させることができる。閉口させる際には、両手の親指で下顎下縁を押しあげ、示指でトレーの臼歯部をそっと押さえ、ちょうどトレーと下顎を挟むようにして、全体で揺らしながら緊張を解く（**図38**）。トレーの柄の向きから、トレーが定位置に収まったかを確認する。そして口唇と頬、下顎、舌がリラックスした状態に患者を誘導したあとに、臼歯部に置いた両手の示指でトレーを顎堤方向にまっすぐ圧接していく（**図39**）。

図34 下顎の予備印象の流れ

1. 座位でよく観察
2. 口角を排しながらトレーを回転させて挿入
3. 舌をトレーの上にのせてもらう
4. トレーと下顎を人差し指と親指で保持（まだトレーは押さない）
5. 力を抜いて、大きく閉口させる（まだトレーは押さない）
6. 口唇、頬、下顎、舌の緊張をほぐす
7. トレーの位置と舌のリラックスを確認
8. トレーを押す（最後の一押し！）

図34 一連の動作がスムースにできるように、患者に覚えさせるとよい。繰り返すが、トレーを入れてもすぐには押さない、が基本である。

図35 トレーの挿入

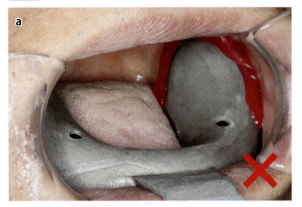
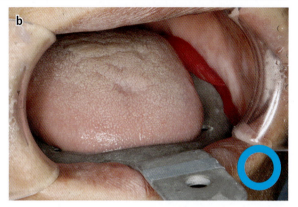

図35a、b ここが重要！ トレーを持っていない方の指で、口角〜頬粘膜を排して挿入する。舌が邪魔になることが多いので、トレーの上にのせてもらうとよい。試適時に十分に練習しておく。

図36 緊張の解除

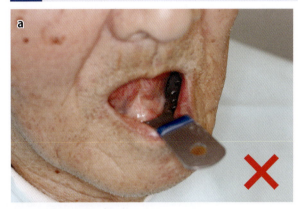
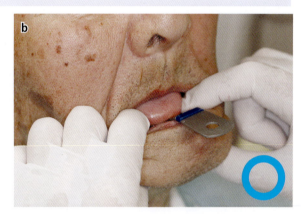

図36a、b 印象に協力しようと、患者は開口するが、トレーを入れたらすぐに閉口を指示し、緊張を解除する。これも試適時に十分に練習しておく。

図37 無歯顎は、有歯顎より大きく閉口させてもOK

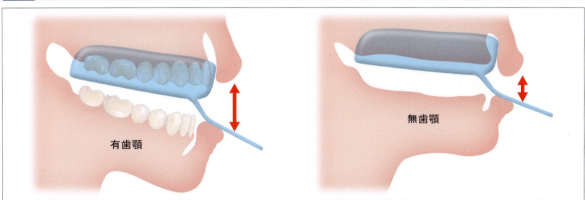

図37 有歯顎だとトレーが対合歯にあたり、トレーを入れたまま閉口することが難しい。しかし、無歯顎では歯がないため、大きく閉口させても問題ない。

| 図 38 | 緊張をほぐしつつ閉口させる |

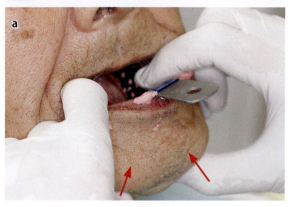 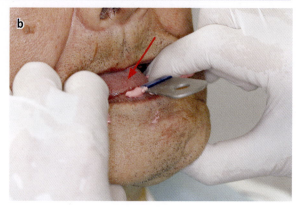

図38a、b 両手の親指で下顎下縁を押しあげ、示指でトレーの臼歯部をそっと押さえ、ちょうどトレーと下顎を挟むようにして、全体で揺らしながら緊張を解く。緊張が解けると舌がリラックスした位置にくる。

| 図 39 | 最後の一押し！ |

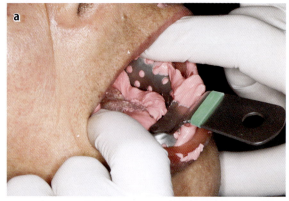 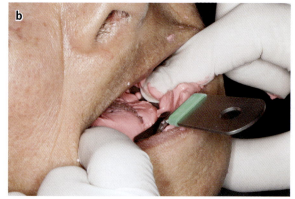

図39a、b <mark>ここが重要！</mark> トレーの柄の向きから、定位置への挿入を確認。口唇・頰・舌のリラックスした状態を確認。その後、トレーの臼歯部を押さえていた両手の人差し指で、まっすぐトレーを押す。

ポイント３：辺縁形成はトレー辺縁から離れたところを押さえるだけ

　定位置までトレーを押したら、唇側の辺縁形成は、片手でトレーを保持しつつ下唇を上方にやさしく牽引するか、指でそっと下唇を押さえる（**図40**）。頬側は、もう片方の手で口角の高さで頬を両側から内方に押さえる程度でよい（**図41**）。ヘタに動かさなくとも、無歯顎では口唇や頬の緊張さえ解けていればこの程度の辺縁形成で十分である。

　舌側に関しては、口唇を舐めるとか、顎堤頂を超えない程度にわずかに舌を前方に動かすなどと記載された本も多い。しかし、異物の印象材が口腔内に存在する中で、高齢者に機能運動を指示してもその実行性を期待すべきではない。大きすぎた印象はあとからでも簡単に修正できる。

　一方で、必要なランドマークが含まれない小さすぎる印象は使用に耐えない。特に、顎堤吸収が高度な症例では、辺縁を形成しようと繰り返すたびにトレーが動き、かえって失敗の原因になる。辺縁形成は術者が押さえるだけで十分である。

図40 唇側・頬側の辺縁形成は辺縁から離れたところを押さえるだけ

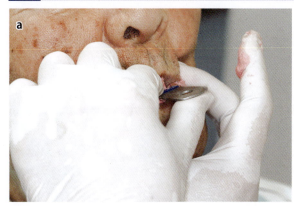 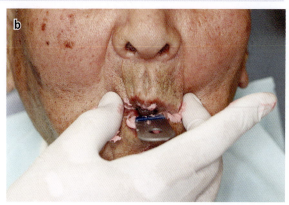

図40a、b　唇側は指でそっと押さえるか、下唇を上方に優しく牽引する。頬側は口角の高さあたりで、頬を両側から内方に押さえる。トレー辺縁のあたりは触らず、なるべく離れたところを押さえるのがポイントである。

図41 舌側の辺縁形成は行わない（舌運動は指示しない）

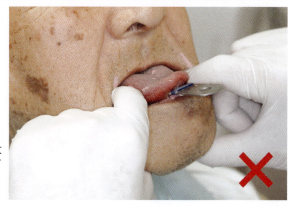

図41　**ここが重要！**　舌運動を指示すると、高齢者では大きく動かしすぎたりして、せっかくの辺縁形態が失われてしまうことが多い。そのため、わずかに動かすくらいなら、動かさないと決めてしまう。

2) 上顎のポイント

ポイント1：上顎もすぐに押さない

　上顎は、チェアーを倒して行うと印象材の流れが見やすい。下顎と同様に、トレーは回転させながら口腔に挿入する。この時、もう片方の人差し指で口角を内側から排したままにしておく（**図42**）。上顎も下顎と同じで、トレーを入れても、すぐに押してはいけない。多くの場合、この時患者は印象採得に協力しようと最大開口している。そのため、口唇や頬が緊張し、また、筋突起が上顎結節外側に突出して、唇頬側の口腔前庭が狭くなっている。その結果、トレーが奥まで入らず、上顎義歯の維持安定に重要な頬側・唇側の印象が浅くなってしまう（**図43**）。どうしても口腔前庭の印象が浅くなり、気泡が入るような場合には、あらかじめ、頬側・唇側の前庭部にスパチュラを使ってアルジネートを適量いれておくとよい（**図44**）ただし、トレーを挿入するまでに時間がかかると分離してしまうため注意が必要である。

図42 上顎は頬側をよく見ながら挿入する

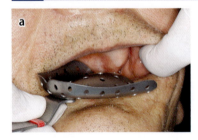
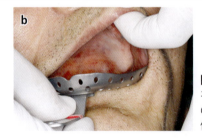

図42a、b チェアーを倒して、トレーを回転させながら口腔に挿入する。この時、もう片方の人差し指で口角を内側から排したままにしておく。

図43 開口していると頬側後方の口腔前庭が狭くなる

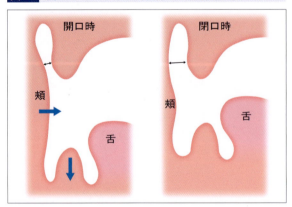

図43 口唇や頬の粘膜が顎堤に近づき、トレーが入りにくくなる。その結果、口腔前庭の印象が浅くなる。

図44 上顎は、唇頬側の口腔前庭にあらかじめ印象材をいれてもよい

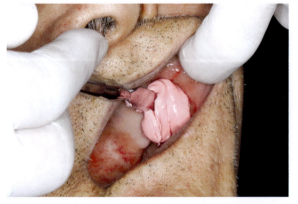

図44 気泡が入りやすい上顎の唇頬側の口腔前庭には、あらかじめアルジネート印象材を適量入れておく方法もある。

ポイント2：上顎も閉口させて、口唇と頬の緊張をとる

　上顎の予備印象のポイントも、トレーを口腔内に挿入したら、「お口を閉じて下さい」と指示し、閉口させることである（図45）。すると、口唇や頬の緊張が緩み、唇頬側の口腔前庭が開放される。指で頬粘膜を押しのけておくと、閉口とともにガクッという感じで、上顎結節の外側が開く（図46）のが分かる。この口唇と頬、下顎がリラックスした状態で、後方から前方へとトレーを合わせて軽く押していく。印象材が上唇小帯のあたりまで流れてきたことを確認したら口唇を開いていた指を離す（図47）。『最後の一押し』は、下顎と同様に大事にとっておき、口唇や頬がリラックスした状態で、口蓋を上方にまっすぐ押すイメージで行う（図48）。

図45 上顎の予備印象のポイント　上顎も閉口させる

1. トレーを口腔内に挿入したら、指で頬を排したまま閉口させる
2. 閉口によって唇頬側の口腔前庭が開放されるのを確認
3. トレーを定位置に挿入し、後方から前方へとトレーを合わせていく
4. 印象材が上唇小帯まで流れてきたのを確認したら排していた指を口唇から離す
5. 口唇と頬がリラックスした状態を確認し、口蓋から最後の一押し！

図45　上顎も『最後の一押し』を大事にとっておく。口蓋を上にまっすぐ押すイメージでトレーを圧接する。

図46　閉口させると、口腔前庭が開放される

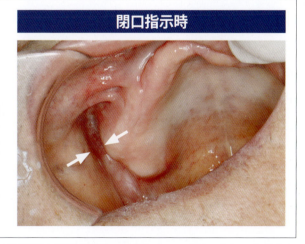

図46　**ここが重要！**　閉口とともに、ガクッという感じで上顎結節の外側が開くのが分かる。この時、トレーを後ろから前へと合わせながら押していく。

図47 トレーは後ろから圧接していく

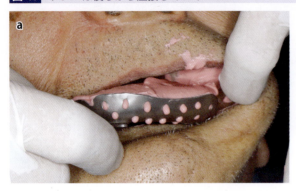
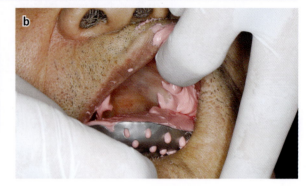
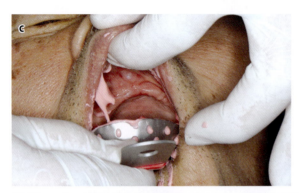
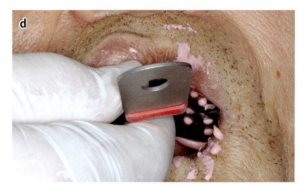

図47a〜d 上顎は後ろから圧接していくと、印象材が前に流れてくる。上唇小帯まで印象材が流れてくるのが見えたら、口唇を押さえていた指を離す。

図48 口蓋から最後の一押し！

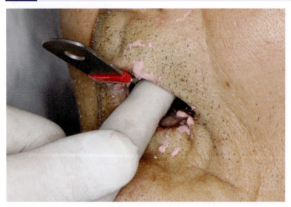

図48 上顎も『最後の一押し』をとっておく。口唇を排していた指を離し、口唇と頬がリラックスした状態で、口蓋から『最後の一押し』をまっすぐ押す。

ポイント3：口蓋を指1本で支え、上顎の辺縁形成も押さえるだけ

『最後の一押し』でトレーを定位置まで押したら、トレーを持つ手の指を置き換えて口蓋中央を指1本で支え、辺縁形成を行う（図49）。上顎の辺縁形成も下顎と同様に、術者が押さえるだけである。押さえる際のポイントは、トレーの辺縁部は避け、できるだけ離れた部位を押さえるのがルールである。トレーの口蓋中央部を示指で支えたまま、上唇を親指で下方に牽引し、もう片方の手指で口角の高さで頬を両側から内方にむかって押さえておく（図50）。

図49 上顎の辺縁形成も押さえるだけ

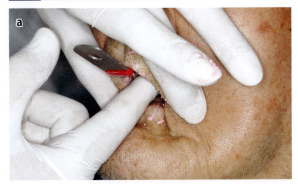 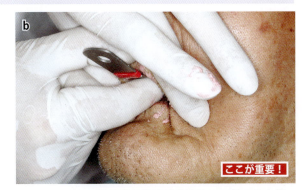

図49a、b トレーの柄の向きを見て、トレーが定位置になったら、トレーを持つ手の指を置き換えて口蓋中央を指1本で支える。辺縁形成も、下顎と同様に押さえるだけ。

図50 トレーの辺縁から離れた部位を押さえる

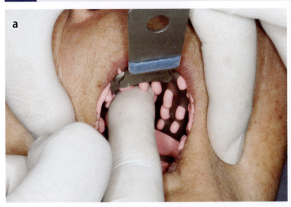 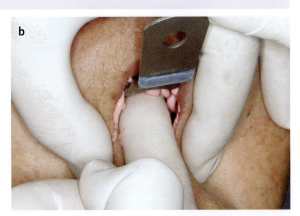

図50a、b トレーの辺縁を押さえると、辺縁が短くなったりしやすい。そのため、できるだけ離れた部位を押さえるのがルールである。有歯顎と異なり、無歯顎では頬を押さえやすく、これだけで十分に辺縁形成される。

CHAPTER **5**

予備印象の
チェックポイント

左右対称になっているか？

　予備印象がうまくいったかどうかは、義歯製作に必要な解剖学的ランドマークがきちんと印象内に収められているかで判断する（**図 51 ～ 53**）。その時、上から見た印象がおおむね左右対称になっているか？がチェックポイントである。

1 下顎のチェックポイント

図51 下顎の予備印象採得

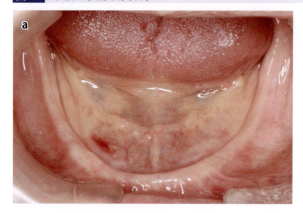
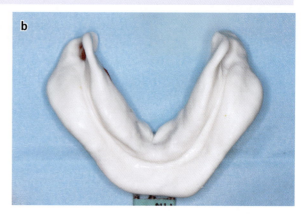
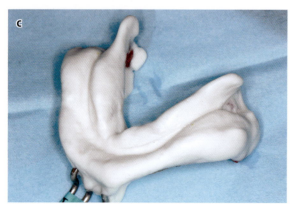

図51a～c 正しく採れた印象は、全体としておおむね左右対称になる。レトロモラーパッドが含まれていることが必須である。舌側は軽くS字状カーブがイメージできれば問題ない。頰側は、外斜線を含み、頰棚が印象内に収まっていることを確認する。後ろ1/3が一番幅広くなるイメージ。顎堤吸収が大きい場合、頰小帯は見えないことが多い。

図52 下顎の予備印象採得（舌側）

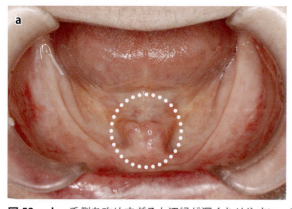
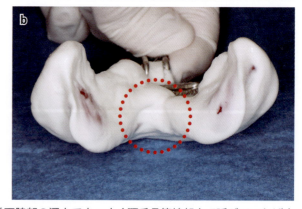

図52a、b 舌側を攻めすぎると辺縁が深くなりやすい。舌下腺部の深さでまっすぐ顎舌骨筋線部まで延びていれば十分である。吸収が大きい場合には、オトガイ棘も印象に含む。

2　上顎のチェックポイント

図 53　上顎の予備印象採得

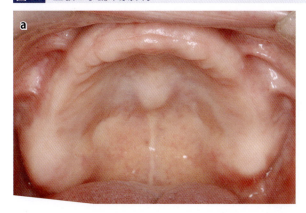
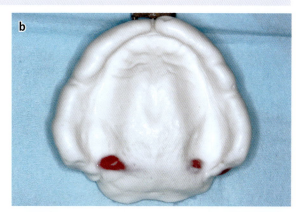
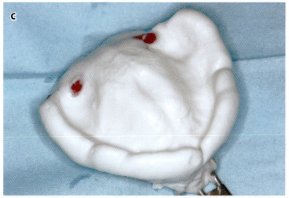
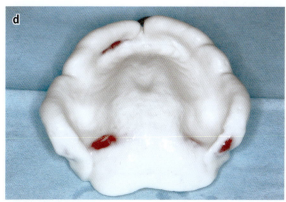

図 53a～d　吸収が大きい部位は辺縁が厚くなるため、正しく採れた印象は、全体としておおむね左右対称になる。上顎の唇側や頬側は、小帯がはっきり見えることも多い。左右対称にならなかった場合は、辺縁形成時の押さえ方に問題がある。気泡が入りやすい部位でもある。後方からみて、左右の上顎結節外側の深さが同じか確認する。

CHAPTER 6

アルジネート積層2回法も悪くない

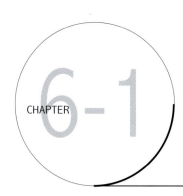

CHAPTER 6-1 上顎の気泡は模型で修正、下顎の形態不良は、印象でリカバリー

1) 上顎の気泡への対処

　前述したポイントを押さえることで、無歯顎の予備印象採得の質は格段に上がるはずである。それでも、患者の緊張が強く、極めて顎堤のない下顎では、予備印象が失敗する時もあるだろう。上顎の失敗の多くは、唇側や頬側の辺縁部や口蓋中央部に気泡が入ること（**図54**）だが、本質的には、気泡が多少入ったところでさほど問題はない。模型にしてから気泡の部分を削ればすむ。模型で解決できる失敗は、模型で解決する方が効率的である。

図54 予備印象の失敗例（上顎）

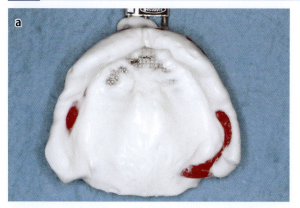
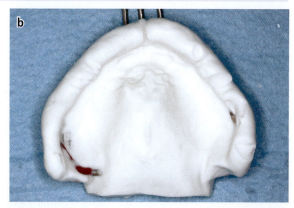

図54a、b　上顎では、左右差が生じることがあるが、解剖学的ランドマークが入っていれば問題ない。また、辺縁部に気泡が入ることが多いが、あまり気にしなくてもよい。模型になってから、削るだけである。

2 下顎の形態不良への対処

　印象の時点で解決しなくてはならないのは、下顎の予備印象に必要な解剖学的ランドマークが含まれていない場合である（**図55**）。もちろん、顎堤がほどほどにあれば、アルジネートをはずし、採れなかった部分の既製トレー適合を見直し、再度予備印象採得を行えば、それですむだろう。しかし、顎堤吸収が著しく、既製トレーの適合が難しい時や、患者の強い緊張や全身的問題からコミュニケーションに難がある場合などでは、なかなか前述したような患者の誘導が難しい。こうなると、もう一度失敗する可能性が高いと思われる。そこで、失敗した予備印象をリカバリーする方法として、アルジネート積層2回法を用いるのも悪くないと思われる。

図55 予備印象の失敗例（下顎）

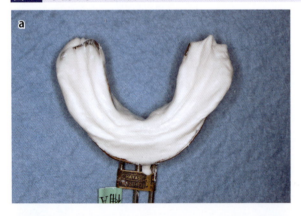
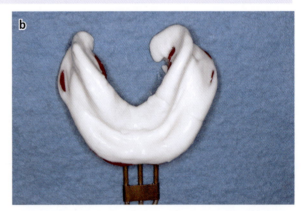
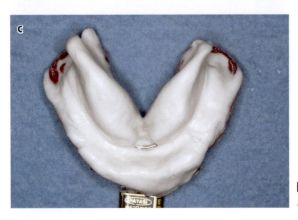

図55a～c　下顎の失敗は形態不良が圧倒的に多い。義歯のよいイメージができない場合には、リカバリーを考える。

アルジネート積層2回法は、邪道という気がしないでもなかったが、試してみるとなかなかきれいに採得できる。緊急時にはこれを最終印象の代わりにして義歯を作ることも想定できるかもしれない。かつて無歯顎の予備印象は、モデリングコンパウンドを既製トレー全体に一塊として盛り、採得していた。そして辺縁部の修正を繰り返したあと、アルジネートでウォッシュして予備印象を完成させていた（**図56**）。アルジネート積層2回法は、原則的にはこれと同様の手法である。アルジネート用接着剤を用いて簡単に行えるため、リカバリーの手法としては妥当性が高いと考える。

図56 モデリングコンパウンドを用いた予備印象

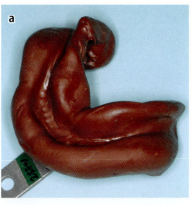
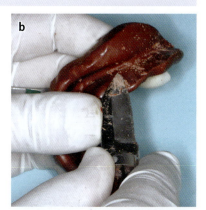
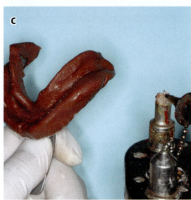
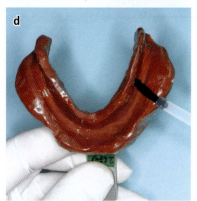
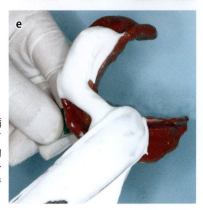
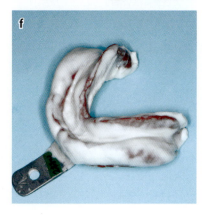

図56a～f かつて、無歯顎の予備印象はコンパウンドを用いて行っていた。コンパウンドを削り、部分的に軟化して、トレーを顎堤に適合させ、緩く練ったアルジネートでウォッシュ印象していた。

CHAPTER 6-2 失敗した印象のトリミングがすべて

1) トリミングすべき部位を理解する

　アルジネート積層2回法のポイントは、失敗した予備印象のトリミングである（**図57**）。前述したマル模のチェックポイントを参考に、最初にレトロモラーパッドを確認する。義歯の形態はとにかく後ろから決めなければならない。レトロモラーパッドの1/2から2/3までとし、それより長ければ印象材をカットする。次に頬棚であるが、前縁としての頬小帯の位置のチェックから始める。頬棚は、わずかに切れ込まれるように遠心にむかって広がる。そして、それが後ろ1/3で最も幅広くなり、そこからパッドの方向に狭まっていくイメージである。咬筋影響部をパッドにむかって斜めにカットすると頬側の形態が整う（**図58**）。この時、例えば唇側をより厚く採る必要があれば、その部位はカットせずに残しておく。また、レトロモラーパッドが足りないなど、もっと延ばしたい部分にはユーティリティワックスで裏打ちすることが望ましいが、湿っているため、ワックスはほとんどうまくつかない。

図57 アルジネート積層2回法はトリミングがすべて！

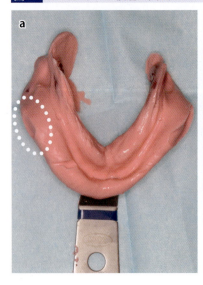
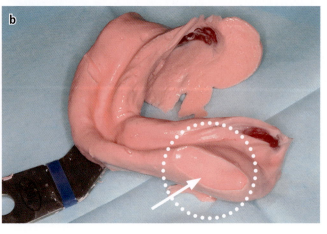

図57a、b 失敗した印象を使える個人トレーの形態にトリミングする。

図58　1回目の印象の修正（唇側）

図58a〜e　頰棚は後ろから1/3が最も幅広くなるよう修正し、レトロモラーパッドへ斜めにつなぐ。オトガイ筋付着部を印象に含むように修正。より厚く印象したい場合は削らなければよい。

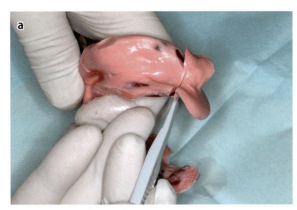

図58a　最初にパッドの長さを決める。

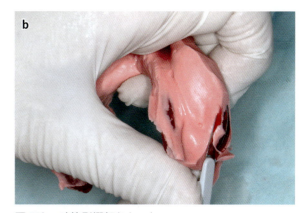

図58b　咬筋影響部をカット。

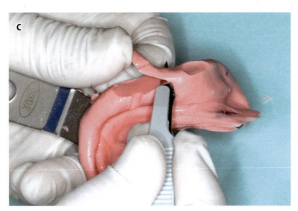

図58c　頰小帯から頰棚の形を決める。

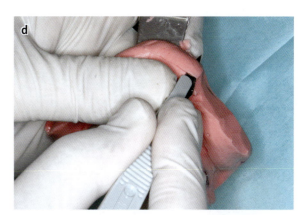

図58d　唇側の厚みの調整。

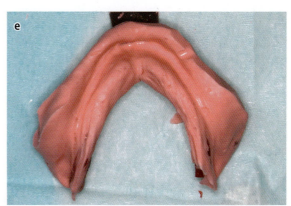

図58e　唇頰側のトリミングが修了。

2) 厚くなった舌側辺縁への対処

　舌側は、最初の予備印象で特に舌の運動などを患者に指示していないため、当然厚くなっているはずである。前述したとおり予備印象採得時に患者の舌運動を指示しても、期待どおりに動かしてくれることは少ない。大きく動かしすぎると既製トレーが定位置からズレたり、辺縁が短くなったりと、失敗の危険性が高い。大は小を兼ねるのが予備印象である。舌運動は避けておく。

　そこで、厚くなった舌側辺縁を薄くトリミングすることが必ず必要となる。この時、S字状のカーブを意識してトリミングするとよい（**図59**）。1回目のアルジネート印象をトリミングし、個人トレーを作る要領で修正する。トリミングが終わったら、エアーで乾燥させ、アルジネート用接着剤を全面に塗布する（**図60**）。バーナーで焼いたり、刻みを入れたりする方法もあるようだが、無歯顎では口腔外への印象撤去時に追加したアルジネートが剥がれるような力は働かないので、それらの必要性を筆者らは感じていない。

図59 1回目の印象の修正（舌側）

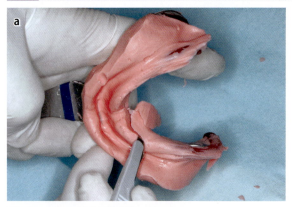
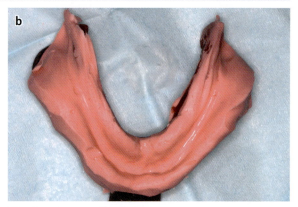

図59a 厚い舌側辺縁をカット。

図59b トリミングの完成。

図60 乾燥と接着剤の塗布

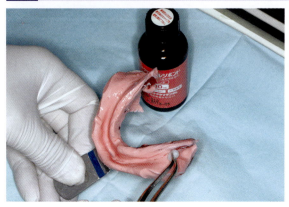

図60 エアーでよく乾燥させ、接着剤（アルジボンド、トクヤマデンタル）を全面に塗るだけで十分である。

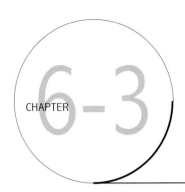

2回目の指示運動は、大きく

1) 1回目と2回目では、指示運動を大きく変える

　2回目のアルジネート印象材は粉液比を変えて緩く、流れのよい状態に練る。ただし、ダラダラと垂れるほど緩く練る必要はない。必要最小限の印象材をトレーの粘膜面に盛る（**図61**）。閉口させたら、今度はトレーをすぐに強く押しつけてよい。左右の拇指をオトガイ部にあて、示指もしくは中指でトレーの臼歯部をしっかり押さえる。1回目と違って、2回目では舌を大きく動かす。まず前方に突出させ、次いで左右に振らせて、舌側を形成する。その後、唇、頬側の形成に移る。できるだけ閉口させておけば、保持する指を替える時にトレーが変位することはない。頬を内側にひっぱり、過剰なアルジネートを排除する。リカバリー後には、1回目と比べて、ずっとメリハリの利いた予備印象になっているのが分かる（**図62**）。

　以上のようにアルジネート積層二回法では、
　　1) トリミングすべき部位がどこかを理解していること
　　2) 1回目と2回目では指示運動の仕方が大きく異なること
の2点がポイントとなる。

PART 1 CHAPTER 6

図61 2回目は緩めに練る

a b ここが重要！
c d

図61a〜d 流れのよい状態で盛りすぎないように注意。辺縁形成は強めに行う。

図62 リカバリー成功

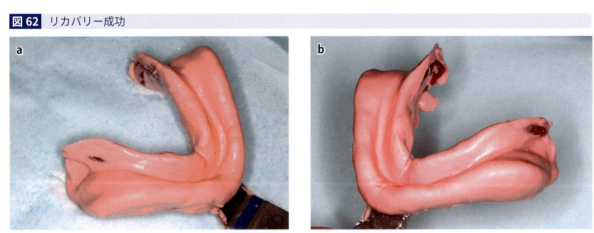

図62a、b 1回目と比較すると、予備印象の形態が改善されているのが分かる。

Column　おすすめ印象材

アルフレックスデンチャー（ニッシン）

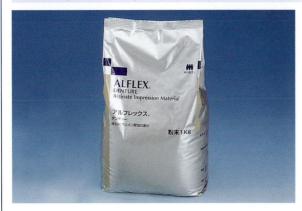

図A　コシが強いアルジネート印象材で、無歯顎の予備印象に適している。

トクヤマ AP ミキサーIII（トクヤマデンタル）

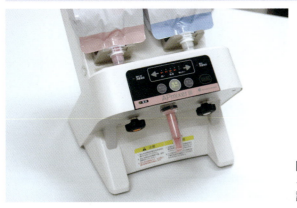

図B　アルジネート印象材の粘調度を5段階に調整できる。ベテラン歯科衛生士がいなくても、常に希望の粘調度になる。

ジルデフィット レギュラー＆デンチャータイプ（松風）

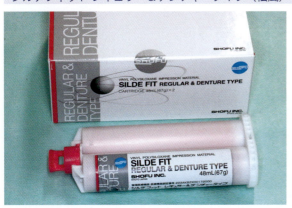

図C　付加型シリコーンゴム印象材。親水性に優れ、無歯顎用に適している。

CHAPTER 7

訪問なら、
シリコーン積層2回法
もよい

CHAPTER 7-1 効率的な印象で、術者も患者も負担を少なく

　アルジネート印象材はコストには優れているが、特に訪問診療など生活の場では使いにくいことがある。例えば、練和時に水が必要になるし、粉も飛び散りやすい。硬化後の消毒も行いにくく、すぐに石膏を注入できないと、精度や再現性にも問題がでやすい。一方で、シリコーンゴム印象材はこれらアルジネートの弱点をすべてカバーできるが、コストが問題となる。しかし、近年、廉価版のシリコーンゴム印象材（ソフトレックス、GC）が発売されたことで、訪問診療でも用いる機会が増えてきた（**図63**）。アルジネート感覚の操作性を有しつつ、ガンタイプで手練りの手間を省くことができ、消毒の容易さや石膏注入などの問題もクリアしているため、使いやすい。シリコーン積層2回法を用いることで、精度の高い印象採得をより効率的に行うことができるだろう。

　シリコーン積層2回法は、アルジネート積層2回法と理論は同じである。1回目の印象では、流動性の低いシリコーンゴム印象材で既製トレーを合わせる（**図64**）。前述したルールどおり、口腔の緊張を解いた状態で印象採得すれば、

図63、64 訪問で使えるシリコーン積層2回法

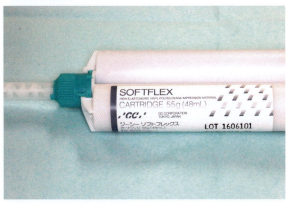

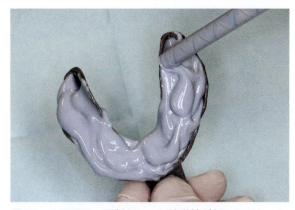

図63 訪問での義歯診療で使いやすいシリコーンゴム印象材（ソフトレックス、ジーシー）。粘稠度がアルジネートに近く、操作性に優れる。変形が少なく、消毒も容易である。

図64 1回目は、既製トレーに流動性が低いシリコーンゴム印象材を盛り、口腔の緊張を解き、あまり大きな運動をさせずに楽な状態で印象採得する。

| 図65～68 | 訪問で使えるシリコーン積層2回法 |

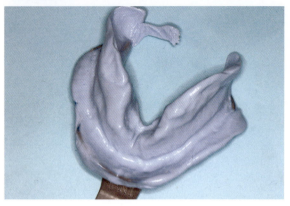

図65　1回目のシリコーン印象。舌や頬をあまり動かさず、リラックスした状態での印象を心掛ける。

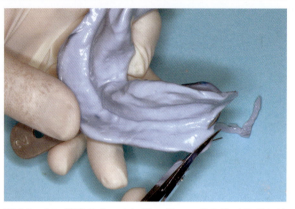

図66　よい義歯のルールに沿って、ハサミやメスでトリミングする。形態を決める時は必ず後ろから合わせる。

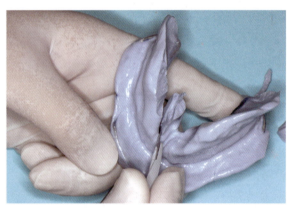

図67　1回目の印象時には大きく動かしていない舌小帯などは確実にトリミングする。

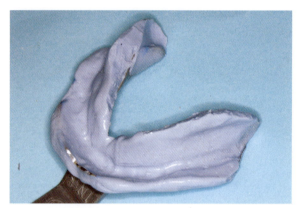

図68　舌側の形態もS字状カーブを描くようにトリミングで強調しておく。

やや大きめに採れるはずだ（**図65**）。そこで、1回目の印象は個人トレー製作用だと考えて、よい義歯の形態になるようにトリミングする（**図66～68**）。

2回目のウォッシュ印象の際には、流動性の高い印象材を用いる（**図69**）。アルジネートと違って接着剤を塗布する手間が不要なのも嬉しい。盛る量は必要最低限の量で問題ない。1回目のシリコーンゴム印象材が個人トレーとコンパウンドの役割を果たしているので、2回目は、舌や頬を大きく動かしても問題ない（**図70、71**）。なるべく閉口させた状態で筋形成を行うことが重要である。2回目の印象では、1回目の印象と比べると、より最終印象に近い形態に仕上がっている（**図72**）。シリコーン積層2回法のポイントは、1回目のシリコーン印象をトリミングして、よい個人トレーとして形態を調整しておき、2回目のシリコーン印象では、大きく運動を行わせることである。

シリコーン積層2回法は、アルジネート積層2回法に精度や消毒の点で抵抗がある方には最適な印象法である。訪問診療では上手に使えば、非常に有効な手段である。また、米国で広がる 2 day visits denture においても、似たような手法で印象採得を行っているように、医療の効率を考えれば、シリコーン積層2回法は、今後、診療室でも有用な手段になりうるだろう。

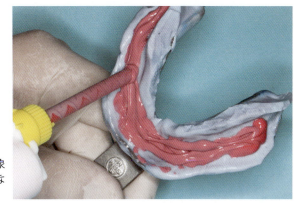

図69 2回目は、内面に流動性が高いシリコーンゴム印象印象材を必要最低限の量で盛り、スパチュラでまんべんなく延ばしておく。

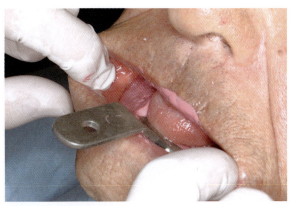

図70 1回目と異なり、2回目では舌の前方突出と左右運動を大きく行わせる。

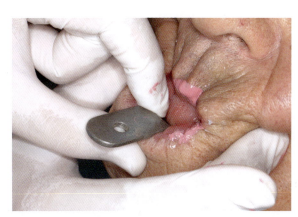

図71 なるべく閉口させた状態で、トレーを押さえながら唇、頰側の辺縁形成を行う。

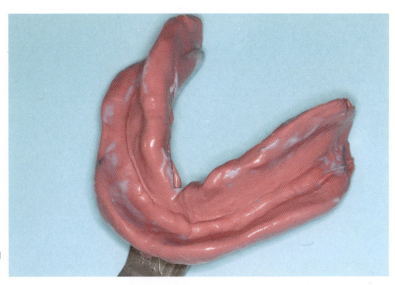

図72 完成したシリコーン積層2回印象。

60

PART 2

精密印象採得を
マスターするための
７つのルール

よい義歯の形・だめな義歯の形

CHAPTER 1

Denture Space から
考える総義歯の形

CHAPTER 1-1

義歯の大きさを どう判断するか？

　総義歯はとかく大きいとか、小さいとか極めて情緒的に評価、判断されることが多い。しかも、その判断理由が印象術式などと絡められ、コンパウンド印象だから大きいとか、開口印象だからとか、中には大学の先生だからとか意味不明な場合もある（**図1**）。一方で、ボーダータイプのシリコーンゴム印象材で閉口印象すれば間違いないと話される先生もいるし、コピーデンチャーにティッシュコンディショナーを引けば自動的に適切な印象形態が採得できると信じ込んでいる先生もいる。作りやすさという点で総論としての術式の違いによる利点は理解できたとしても、それがそのまま個別の症例における義歯の良否の判断に直結するとは言い難い。それでは義歯の大きさの判断はどうすればよいのであろうか。

図1 義歯の大きさを情緒的に判断していないか？

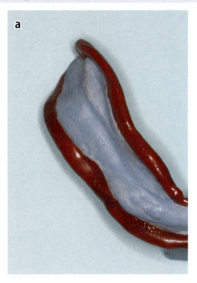
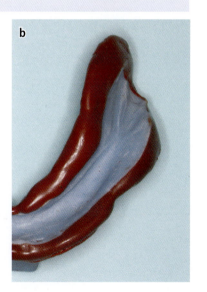

図1a、b 同じ患者のコンパウンドによる辺縁形成終了時。左右で大きさが違うが、実は咬合力の支持域はほぼ同じである。咬合支持域が同じならば、**a**より大きい**b**は大きすぎると判断できるはずだ。ではその理由は何であろうか？（補綴誌8巻1号P 21. 鈴木哲也他、全部床義歯補綴の床形態に関する統一見解より引用）

1 Denture Space の概念を遵守すれば同じ形の義歯ができるはずだが……

　我々は義歯の大きさを考える拠りどころとして、Denture Space の概念（**図2**）が重要であることを以前より述べてきた。天然歯の喪失により、それを支えていた歯槽骨や周囲の軟・硬組織も一部失われ、上下顎堤間に空間（Denture Space）が生まれる。この Denture Space を義歯、すなわち人工歯と義歯床で昔と同じように充たせば、抜歯前と同様の顔貌や咀嚼機能が回復されるとの考え方である。そこで顎堤の吸収が大きければ、その顎堤の吸収を読み、それに合わせて義歯床の体積を増すというのが Denture Space の概念に従った義歯の作り方である。

　例えば、上顎の頬側前庭部を考えると理解しやすい。上顎では下顎と異なり、抜歯後の顎堤吸収が進めば進むほど歯槽頂は内方に移動し、見かけ上、上顎顎堤のアーチが小さくなり、下顎顎堤のアーチとのズレが生じる（**図3**）。そこで吸収した顎堤を読み、それにみあった辺縁の厚み（バッカルスペース）を確保すれば、人工歯を内側に排列することなく、天然歯が元あった頬側寄りの位置に戻すことができる（**図4**）。このような Denture Space の概念に従って義歯を製作すれば、義歯はすべて同じ大きさになるように思う。しかし、実際にはそうではない現実がある。その原因はどこにあるのだろうか。

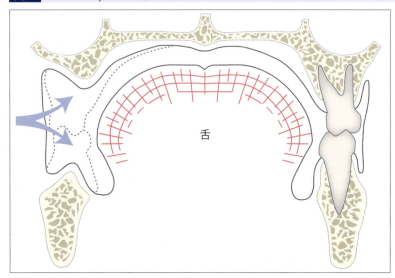

図2 Denture Space の概念は義歯の大きさを考える拠りどころ

図2 **ここが重要！** Denture Space の概念。天然歯の喪失により、歯槽骨や周囲の軟・硬組織も一部失われ、空間（Denture Space）が生まれる。この Denture Space を人工歯と義歯床で同じように充たせば、抜歯前と同様な顔貌や咀嚼機能が回復されるとの考え方（参考文献18より引用改変）。

図3 顎堤吸収による歯槽頂の変化

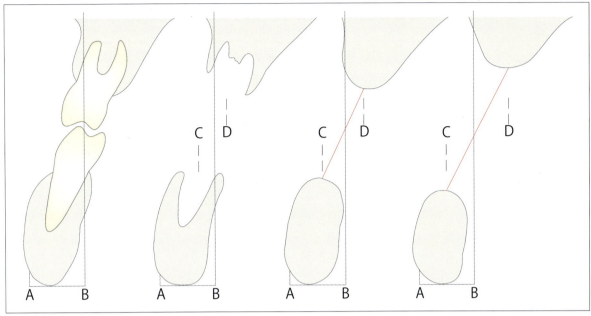

図3 顎堤吸収が進むほど歯槽頂は内方に移動し、見かけ上、上顎顎堤のアーチが小さくなり、下顎顎堤のアーチとのズレが生じる（参考文献5より引用改変）。

図4 押さえどころは Denture Space

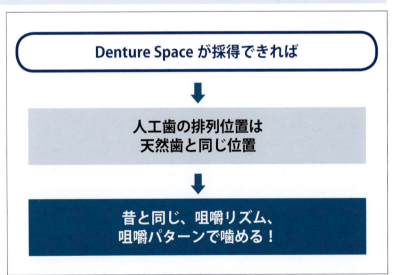

図4 Denture Space 採得の重要性。

2 Denture Space でない部分の認識が大事

そこで、「吸収する部位はどこか」と自問して上顎顎堤を観てみよう。吸収する部位は天然歯があった部位であり、そこが Denture Space となるのだが、もともと歯が萌出していなかった口蓋部などは Denture Space になり得ないことに気づく（**図5**）。Denture Space の考え方に従えば、無口蓋義歯こそが適切な義歯ということになるが、それでは多くの義歯で維持力が足りない。そこで、口蓋部に床を延長して維持を求め、外れないようにしているのである。

そう考えると総義歯は① Denture Space と、② Denture Space でない部分で構成されていることが理解できるだろう（**図6**）。前者の Denture Space の部分は誰でも同じはずであるが、後者の Denture Space でない部分の捉え方が術者によって異なるため、義歯の大きさが大きくも、小さくもなるのである。特に下顎においては、「Denture Space でない部分」があるという認識がほとんどの先生でないように思う。そのため、大家と呼ばれる先生の間でも様々な形態の義歯をよしとされるのであろう。Denture Space でないということは、本来は余分な部分ということで、異物感を招きやすい。我々は Denture Space でない部分は必要最小限とし、できるだけ薄く、短くすれば最も機能的でコンパクトな義歯ができると考えている。

以下、Denture Space であるかないかに留意して、印象採得の術式を解説していくこととする。

図5 Denture Space になりえない部分がある

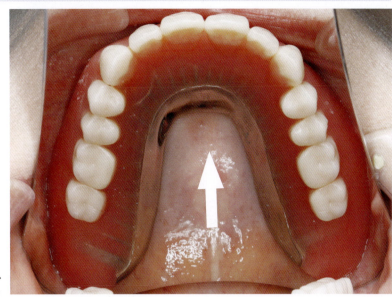

図5 Denture Space の概念に従えば、無口蓋義歯こそが、適切な義歯となる。

図6 Denture Space か、そうでないかの判別が大事

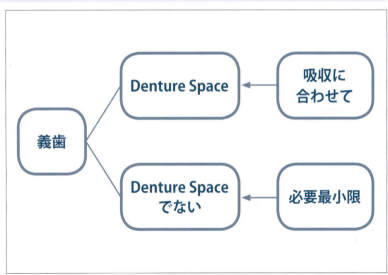

図6 ここが重要！ 総義歯は Denture Space と、Denture Space でない部分で構成されている。前者の Denture Space の部分は誰でも同じはずであるが、後者の Denture Space でない部分の捉え方が術者によって異なるため、義歯は大きくも、小さくもなる。

CHAPTER 2

個人トレーと辺縁形成
の意図するところ
―顎堤との適合は緩めがよい―

辺縁形成に怯える必要なし

　既製トレーはなかなか顎堤に合わないということを考えれば、個人トレーを使った精密印象採得はやはり必須である。さらに総義歯の維持、安定に義歯床の辺縁形態は大きく影響するため、辺縁形成（筋圧形成）から最終印象（ウォッシュインプレッション）へという術式の流れも不可欠と考える。

　しかし、辺縁形成と聞くと熟練が必要で難しいというイメージがあり、さらにモデリングコンパウンドを使うとなると大学だけのことだろうと腰が引ける先生が多い。実際、大学の若い医局員の辺縁形成をみていると、モデリングコンパウンドを足したり引いたり焦がしたりと、いつまでたっても終わらない。どうやら彼らは軟化したコンパウンドを添加して何らかの機能運動を指示すれば、理想的な辺縁形態が自然とできてくるはずだと信じこんでいるらしい。しかも、印記された辺縁が長いのか、短いのかの判別がついていない。つまりゴールが分からずに、ただコンパウンドを巻くということを繰り返しているのである。「総義歯の形態は術者が決める」のである。印象は take ではなく make であり、ゴールとなる義歯形態にむかって術者が作っていかなければならない。

1 義歯の許容範囲は広い。辺縁形成は、一気にすませるべし

　術式を考えた場合、モデリングコンパウンドは沢山盛れば外側に厚くはみだし、少なければ薄くなる。また、部位ごとに軟化の程度が異なれば、軟らかい箇所は短く、硬い箇所は長めになる（**図7**）。実はこれらはモデリングコンパウンドに限ったことではない。ティッシュコンディショナーでもシリコーンゴム印象材でも同じで、量が多ければ辺縁は厚くなり、少なければ薄く短くなりやすい。しかし、最適の量を盛ることはむしろ至難の技と言える。そこで、余裕をみて多めに盛りつけ、多少長くても、厚くても、細かな点にはこだわらず、辺縁形成を一気にすませる。そしてそのあとで、外側にはみでた印象材をゴールとなる義歯のイメージにむかって術者が削って調整するのが最も臨床的に妥当な方法と考える。

　そもそも、総義歯の外形の許容範囲はクラウンブリッジとは異なり、はるかに広い。軟組織に囲まれた総義歯では2〜3mmの長さの違いがそれほど問題にはならない。もちろん、一部分だけ長いとか短いとかなると問題となるが、全体でバランスがとれていれば、部位にもよるが、2mm長くても2mm短くても、臨床的には許容される。左右を見比べて対称性があるかどうかをチェックすることが最良のヒントとなるだろう（**図8**）。

図7 軟らかい＝短い　硬い＝長め

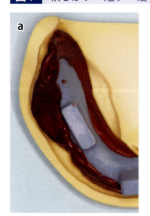 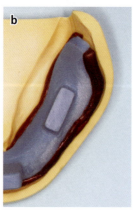

図7a、b モデリングコンパウンドは沢山盛れば外側に厚くはみだし、少なければ薄くなる。また軟らかい箇所は短く、硬い箇所は長めになる。

図8 左右の対称性をみよ

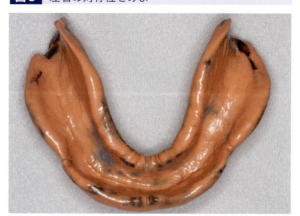

図8 対称性があるかどうかをチェックすることが最良のヒントとなる。

2) 辺縁形成された個人トレーが顎堤にピッタリ合っている必要もなし

さて、多くの先生は意外に思うだろうが、辺縁形成された個人トレー辺縁が顎堤にピッタリと合っている必要はまったくない。むしろ多少緩めにしておいた方が、口腔粘膜を部分的に押しすぎたり、ウォッシュインプレッション時にトレーが浮いたりといった危険性も避けられる（**図9、10**）。モデリングコンパウンドを用いても、ボーダータイプのシリコーンゴム印象材を用いても同じで、辺縁形成は単なる個人トレーの形態修正に過ぎないと考えてほしい。初心者に見られる小帯部の辺縁形成に固執して時間を取られるなど無意味である。最終的にはシリコーンゴム印象材によるウォッシュインプレッション、すなわち最終印象に任せればよいのである。適合は緩めでよいということならば、辺縁形成もずいぶんと気楽である。さらに言えば、個人トレーも形態が適合している部位では辺縁形成自体も省略してもよいことになる。

3) 辺縁形成を行う前に、めざすべき義歯の床縁形態の理解が大事

以上からも、辺縁形成を行う前には、ゴールとしてめざすべき義歯の床縁形態の理解が必須であろう。このゴールとなるよい義歯の形態については、著者の既刊本での解説に詳細をゆずるつもりであるが、辺縁形成に直結する重要な項目についてのみ、以下に理論編として抜きだして、その後の実際の術式の解説につなげたい。

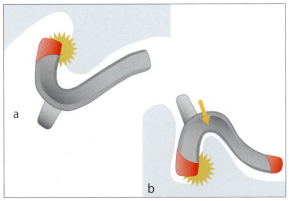

図9 多少緩めが無難

図9a、b 辺縁形成はピッタリより、緩めがよい。ピッタリすぎるとウォッシュインプレッション時にトレーが顎堤にぶつかって定位置まで沈まない危険性が高い。

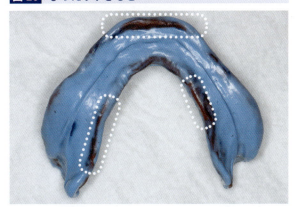

図10 ぴったりすぎると…

図10 ピッタリすぎるとトレーがぶつかってコンパウンドが露出する。

CHAPTER **3**

辺縁形成に直結する重要事項①

下顎義歯の床形態を
理解する

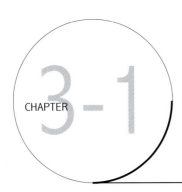

CHAPTER 3-1 下顎義歯の辺縁設定のルール

　　下顎の義歯は顎堤吸収の有無に関わらず決まった形があると言われている。この決まった形をイメージするための理由づけとして、前述した『Denture Spaceであるかないかの判断』と、あわせて以下に示す『下顎義歯の辺縁設定のルール』を確認したい。
　　以下これらのルールに照らして、下顎義歯の各部について説明する。

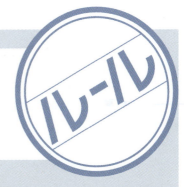

下顎義歯の辺縁の設定のルール

1) 下顎義歯の辺縁は軟かな部位に終わらせ、硬い部位にとどまってはいけない。

2) 隆起や鋭利な骨縁などがあれば、それを完全に避けるか、それができなければすべて覆い、中をリリーフする。

義歯の大きさは後縁で決まる。上顎でも下顎でも、まず後方から形を決めて、前方へと移っていく。そのため、個人トレーの最初のチェックポイントは、レトロモラーパッドである。

　レトロモラーパッドはすべてが同一の組織ではなく、その近心側1/3は洋梨状隆起と呼ばれる線維性結合組織で、それより後方が軟らかな腺組織（臼歯腺）である（**図11**）。そこで、下顎義歯の辺縁設定のルール1（下顎義歯の辺縁は軟らかな部位に終わらせ、硬い部位にとどまってはいけない）に従い、確実に軟らかな腺組織上となるレトロモラーパッド近心側1/2を超えて後縁を設定することになる。では、それをどこまで延ばすかである。レトロモラーパッドの最遠心端は、上顎のハミュラーノッチを覆う翼突下顎ヒダへと続いており、開口時には、ひっぱられて移動する（**図12**）。そこで、機能時に動きの大きいところは避けようということで、レトロモラーパッドの近心1/2から2/3あたりが妥当な位置とされている。

　ただし、一部には特殊な診療システムの一環としてレトロモラーパッドを全部覆うと吸着するとの考えもあるようだ。しかし、吸着の成果を得ている主因は、一連の診療システムの中で実施する別のステップにあると考える。あたかも大発見したかのようにレトロモラーパッドを特別視する必要はないだろう。もちろん、軟らかな部位ということで、後方まで広く延ばしてもかまわないが、そうなると、多くの症例で上顎義歯とぶつかってしまう（**図13**）。そんな時、「咬合高径をあげなければ」などと、本末転倒の考えだけはしないように注意しておきたい。レトロモラーパッドは Denture Space ではないので、必要最小限でよいと考える。

　なお、レトロモラーパッドは後方にいくほど変形しやすいため、コンパウンドを巻いて加圧しないように心がけたい。そのため、個人トレーの設定位置はスタディーモデル上で、後縁に一致するように製作する（**図14**）。

図11～14 個人トレーの最初のチェックポイントは、レトロモーラーパッド

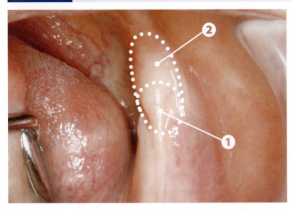

図11 レトロモーラーパッドはすべてが同一の組織ではない。近心側1／3は線維性結合組織の洋梨状隆起で、後方が軟らかな腺組織（臼歯腺）。①洋梨状隆起、②臼歯線。

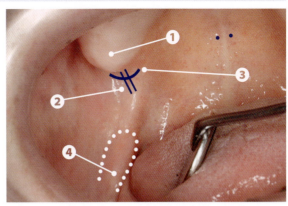

図12 レトロモーラーパッドの最遠心端は上顎のハミュラーノッチを覆う翼突下顎ヒダへと続き、開口時にはひっぱられて移動する。①上顎結節、②翼突下顎ヒダ、③ハミュラーノッチ、④レトロモーラーパッド。

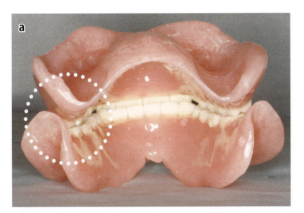

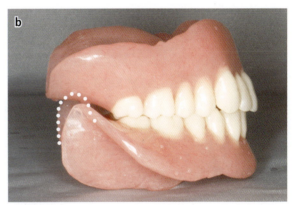

図13a、b レトロモーラーパッドをすべて覆おうとすると、上顎義歯とぶつかってしまうことが多い。しかし、だからといって咬合を挙上してはいけない。

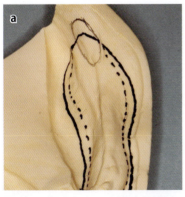

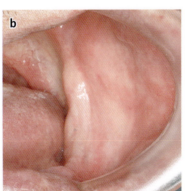

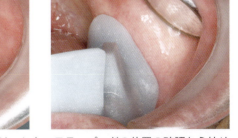

図14a 個人トレーの設定位置は、スタディーモデル上で、後縁に一致させる。

図14b、c 個人トレーの試適は、レトロモーラーパッドの位置の確認から始める。

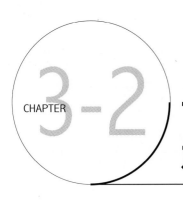

CHAPTER 3-2 下顎唇側・頬側は左右対称でしっかり延ばす

1) 頬棚をしっかり確保する

　下顎頬側では、咬合力の支持域の確保として頬棚への延長が最も重要となる。頬棚は緻密な皮質骨に覆われ、咬合圧に対してほとんど垂直的に対向しているため、圧負担域として最適である（**図15**）。支持域の拡大といえばすぐに頬棚をチェックすべきなのに、なぜか後述する支持域に直結しない舌側ばかりに気をとられる先生が多いようだ。

　頬棚の外側の目印として外斜線がある。ここまで延ばすと顎堤吸収が進めば頬筋の付着部に義歯が乗ることになる。しかし、頬筋の走行が水平方向であるため、付着部に義歯が乗っても義歯を転覆させないことは、東京歯科大学の上条教授が説明されていたとおりである（**図16**）。そうは言っても、頬を上方に強く引けば頬棚はなくなり、結果として人工歯を排列できるスペースが限られる。そこで、辺縁形成時にはトレー辺縁には触れず、なるべく離れた部分を包むようなイメージで押さえることである。それでも、顎堤吸収が大きいと頬棚がないように感じる。そんな時には、できるだけ閉口させて頬の緊張を解き、頬の壁に沿って上方に辺縁を厚くするイメージで辺縁形成をするとよいだろう（**図17**）。

　ただし、頬棚への延長といっても、その後方の遠心隅角部では頬筋の外側に垂直方向に走行する咬筋の影響で制限される。噛みしめると咬筋が収縮して膨らみ、周囲軟組織を押し、義歯にぶつかる（**図18**）。そこで、義歯の頬側遠心隅角部に咬筋の動きに対応した凹みが必要となる。この凹みを咬筋切痕と呼ぶ（**図19**）。したがって咬筋切痕とは口腔内にあるものではない。咬筋の活動量には個人差があり、必ずしもすべての症例で咬筋切痕が必要なわけではない。咬筋切痕を強く付与すると噛みしめていない時には、遠心隅角部に隙間が生じる（**図20**）。しかし、隙間があっても義歯が浮く心配はない。好都合なことに頬筋が上に乗り、義歯を押さえてくれる（**図21**）。そう考えると、多少削りすぎても問題がない部位であるため、対応がしやすい。

図15〜22 頬棚への延長は、咬合力の支持域として不可欠

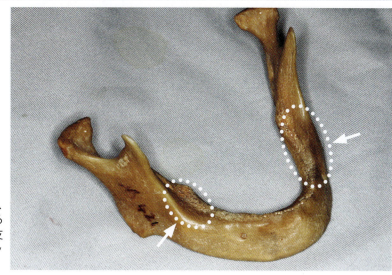

図15 頬棚は緻密な皮質骨に覆われ、咬合圧に対して垂直的に対向しているため、圧負担域として最適である。支持域の確保といえば、まず頬棚をチェックする。

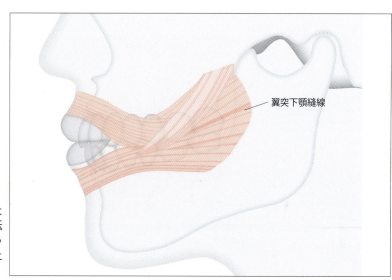

翼突下顎縫線

図16 頬筋の走行が水平方向であるため、付着部に義歯がのっても義歯を転覆させない。付着部を意識して頬をひっぱれば、頬棚はなくなってしまう（上条[20]より改変）。

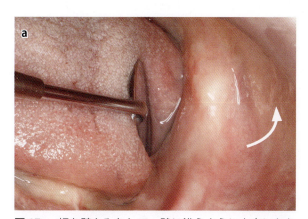

図17a 頬を壁とみなして、壁に沿うように上方にむかうイメージで延長する。

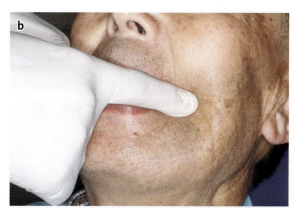

図17b 頬をひっぱるのではなく、咬合面付近を軽く押すぐらいでよい。

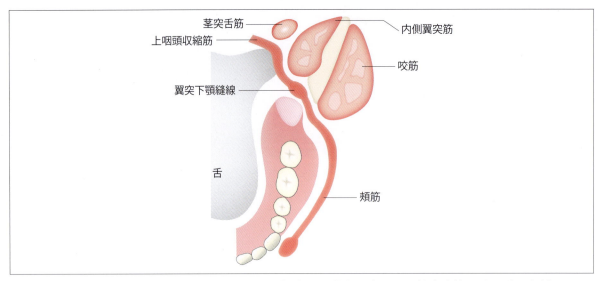

図18 噛みしめると咬筋が収縮して膨らみ、周囲軟組織を押し、義歯にぶつかる（参考文献15より引用改変）。

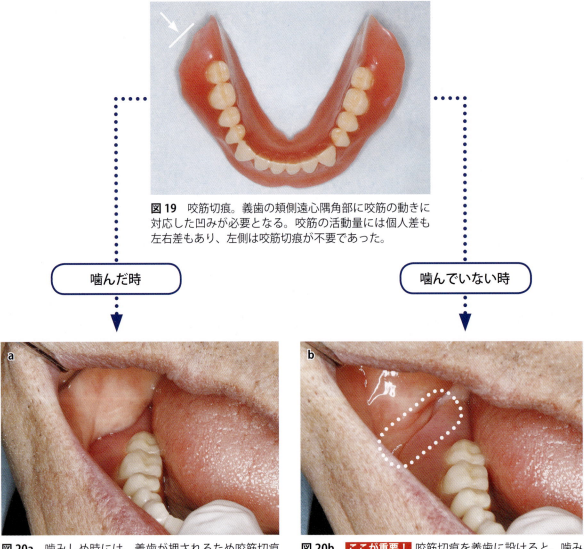

図19 咬筋切痕。義歯の頬側遠心隅角部に咬筋の動きに対応した凹みが必要となる。咬筋の活動量には個人差も左右差もあり、左側は咬筋切痕が不要であった。

噛んだ時　　　噛んでいない時

図20a 噛みしめ時には、義歯が押されるため咬筋切痕が必要。

図20b **ここが重要！** 咬筋切痕を義歯に設けると、噛みしめていない時には隙間がある。

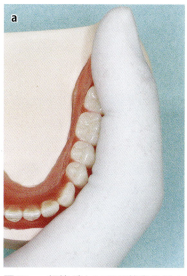

図 21a 頬筋が上に乗り義歯を押さえてくれるため、隙間があっても義歯は浮かない。

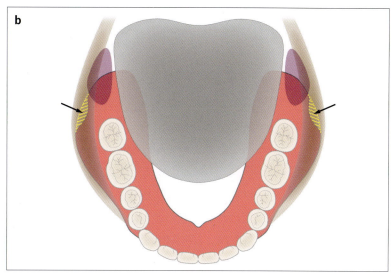

図 21b 咬筋切痕部は削りすぎても問題ない。

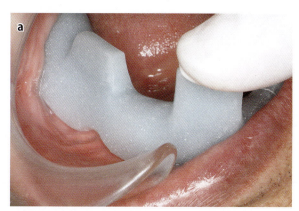

図 22a 頬小帯は、真横に引いては不明瞭。

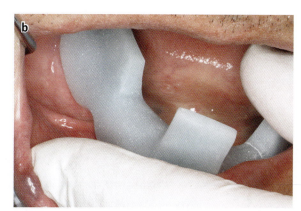

図 22b 頬小帯は、後方に引くと明確に分かる。

　なお、頬棚の前縁は頬小帯である。上顎と異なり下顎の頬小帯はあまり明確でない場合が多く、顎堤吸収が大きいほど不明瞭となる。そこで、まず頬を遠心方向にひっぱってみて、小帯のスジが明確に見えるかどうかをまず確認してみよう（**図22**）。上下でなく後方に引くのである。小帯のスジが見つかればそのとおりに印記し、よく分からなければ、わずかに凹むイメージにしておけばよい。

2) 唇側もひっぱらない

　下顎唇側にはオトガイ筋が付着し、顎堤が吸収すると水平に走行し、歯槽頂近くに付着しているように見える（**図23**）。そのため術者が印象採得時に、下唇を上方に強く引けば、唇側前庭部はなくなり、結果として前歯部人工歯の排列スペースがなくなってしまう。そこで、できるだけ閉口させて、安静時の深さを基準に印象辺縁の位置を決める。ランドマークとしては、顎堤吸収に伴って現れる左右のオトガイ結節を探し、これを覆うように床縁を設定すればよい（**図24**）。床縁のこのような延長は、口唇圧による開口時の義歯の浮き上がりにつながるのではないかと心配される先生もいるだろう。唇側の研磨面を凹面形態にすることで、口唇からの離脱力を避けることが可能であることを覚えておきたい（**図25**）。

図23〜25 下唇はひっぱるな！　その理由

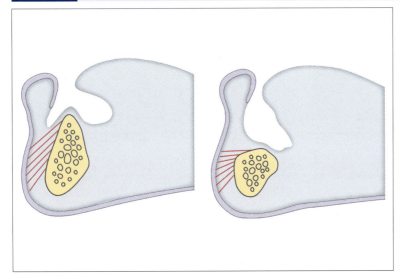

図23 下顎唇側にはオトガイ筋が付着し、顎堤が吸収すると水平に走行し、歯槽頂近くに付着している。そのため術者が下唇を上方に強く引けば、唇側前庭部はなくなる（参考文献9より引用改変）。

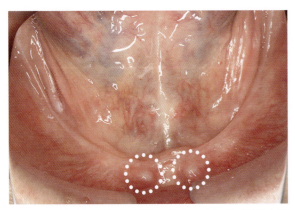

図24 顎堤吸収に伴って現れる左右のオトガイ結節を覆うように床縁を設定する。

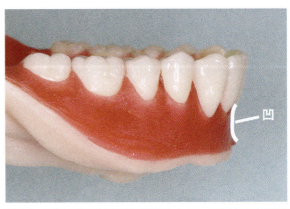

図25 唇側の研磨面を凹面形態にして、口唇からの離脱力を避ける。

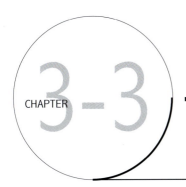

CHAPTER 3-3 下顎舌側の床縁形態は3部位にわけて考える

下顎舌側の床縁部は3つにわけて考える（**図26**）。舌小帯から前顎舌骨筋窩までの部位を舌下腺部、その後方を顎舌骨筋線部、さらにその後方を後顎舌骨筋窩部と呼ぶ。それぞれ厚みと長さについて、対応は異なる。

図26 舌側床縁は3つにわけて

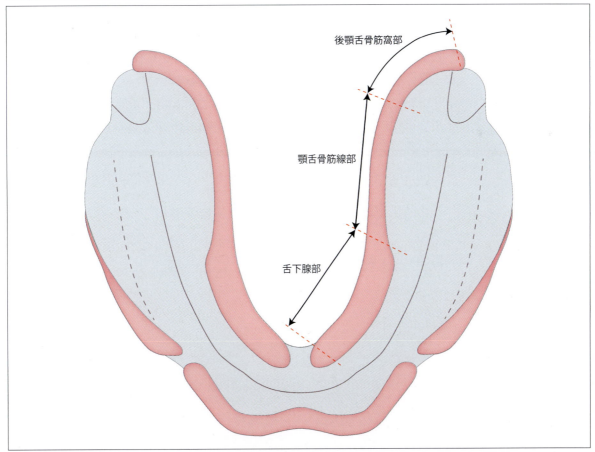

図26 **ここが重要！** 下顎舌側の床縁部は3つにわける。前方から舌下腺部、顎舌骨筋線部、後顎舌骨筋窩部と呼ぶ。それぞれ厚みと長さについて対応は異なる。

1) 顎舌骨筋線部は、外側に開く

　顎舌骨筋線は、顎舌骨筋が付着する鋭利な骨縁である。舌側床縁がここで終わってしまうと、咬合圧が加わった時、この骨縁にぶつかって痛みがとれない（**図27a**）。そこで、前述の下顎義歯の辺縁設定ルールに従い、軟らかな口腔底に床縁を延ばし、義歯床内面のリリーフで対応する（**図27b**）。さらに延長した床縁が、嚥下時に舌骨を挙上する顎舌骨筋の動きを妨げないように、外開きに設定する（**図27c**）。そこで、このように延長した舌側床縁は骨から離れ、骨の支持のない部位となる。したがって Denture Space ではないので経時的な変化はなく、必要最小限の厚さでよいということになる。

　さて、以上のように嚥下時を考えて外開きにした床縁は、嚥下をしていない時、つまり顎舌骨筋の弛緩時を想像すると、そこにはむしろ隙間があると考えてもよいだろう（**図28**）。隙間があれば、義歯が浮き上がってしまいそうだが、実際には多くの症例でそうはならない。それは舌が舌側フレンジに乗り、義歯を外側から押さえて辺縁封鎖が維持するからである（**図29**）。そのため舌による辺縁封鎖が得やすいように、舌側フレンジを凹面形態にしておくことが臨床上のポイントとなる（**図30**）。

　視点を変えれば、顎舌骨筋線部は安静時に隙間があるぐらいルーズな部位であるということである。多くの先生方が直視できないため、長さや厚みを不安に思っていた顎舌骨筋部の床縁にはそれほど神経質になる必要はなく、ホドホドでいいことが理解できる。さらに Denture Space ではないので必要最小限でよいということで、辺縁は薄くしておきたい。

図27　舌側床縁が顎舌骨筋線部で終わると痛い

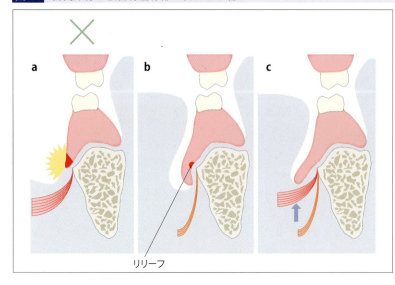

図27a　舌側床縁が顎舌骨筋線部で終わると、この鋭利な骨縁にぶつかって痛い。
図27b　軟らかな口腔底に床縁を延ばし、義歯床内面のリリーフで対応する。
図27c　さらに延長した床縁が、嚥下時に舌骨を挙上する顎舌骨筋の動きを妨げないように、外開きに設定する。

図 28〜30 舌側フレンジは凹面形態にしておく

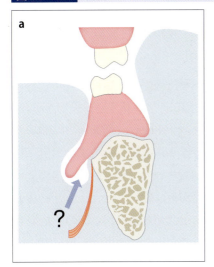

図 28a　ここが重要！ 外開きにした床縁は、嚥下をしていない時にはむしろ隙間があると考えてもよい。

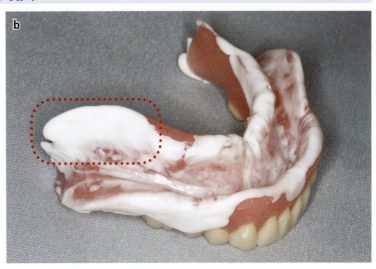

図 28b 安静時でシリコーン適合検査材を用いると、ここにスペースがあることが分かる。

→ 隙間があっても OK

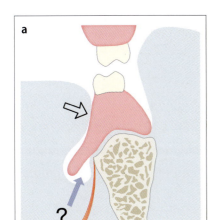

図 29a　ここが重要！ 隙間があっても舌がフレンジに乗ることで辺縁封鎖ができる。

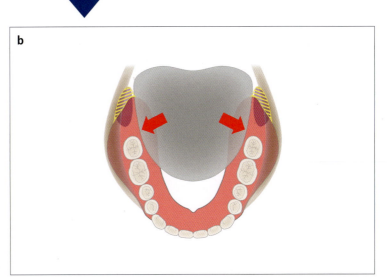

図 29b 顎舌骨筋線部は辺縁の長さよりもフレンジの形態に意義が大きい。

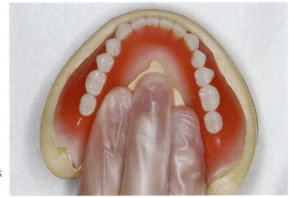

図 30 押さえやすいように研磨面形態を凹面にすることが大切。

2　後顎舌骨筋窩部は、攻めない

　後顎舌骨筋窩部は、顎舌骨筋の影響から外れるため、顎舌骨筋線部で舌側に張りだした床縁は、後顎舌骨筋窩では下顎枝方向に向きを変えて延長できる（**図31**）。ここで床縁が弯曲することでS字状カーブが完成し、舌を前方に誘導しやすい形態が生まれる（**図32**）。ただし延長できる長さは、舌の突出や嚥下運動時に起こる後顎舌骨筋膜の前方移動により制限される（**図33**）。その移動量の個人差は大きく、過度な延長がなされれば異物感が強く、かえって舌の後退位を招く。そのため、熟達した印象採得テクニックが求められる部位とも言われている。しかし、多少延長しようとも、維持の向上にはさほど影響はないというのが我々の臨床上の感想である。もともと後顎舌骨筋窩はDenture Spaceではないので、効果が少ないならば、床縁の延長をあえて行わなくてもよいと考えている（**図34**）。これは総義歯のバイブルと言われるバウチャーの無歯顎補綴学の最新第13版に見る立場とおおむね同様であった。

　そこで、咬合平面に垂直に下ろした線から先はすべて不要と考え、カットしてしまうことにする（**図35**）。また、後顎舌骨筋窩の辺縁は厚くなりやすいので、外側を削って薄く保つことにも留意する。

図31〜35　後顎舌骨筋窩はあえて延ばさない

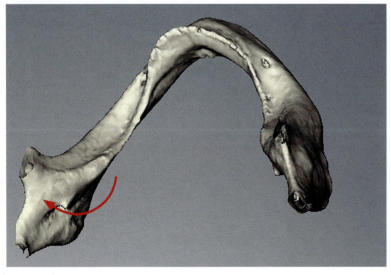

図31　後顎舌骨筋窩では、下顎枝方向に向きを変えて延長できる。

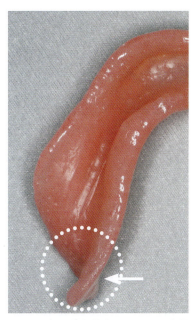

図32 床縁が弯曲することでS字状カーブが完成し、舌を前方に誘導しやすい形態が生まれる。

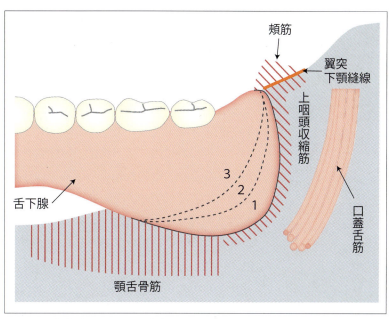

図33 舌機能時の上咽頭収縮筋の動きにより、後方に延長できるかは個人差が大きい（参考文献16より引用改変）。過度な延長がなされれば異物感が強く、かえって舌の後退位を招く。

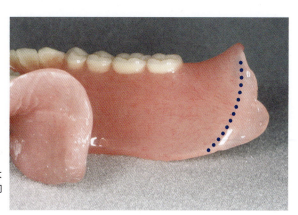

図34 ここが重要！ 後顎舌骨筋窩はDenture Spaceではなく、維持の向上に効果はそれほどでもないため、難しい印象テクニックを考えれば、床縁の延長をあえて行わない。

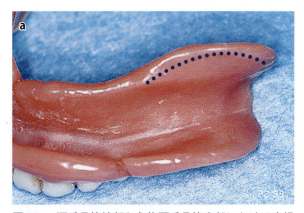

図35a 顎舌骨筋線部から後顎舌骨筋窩部にかけて床縁が長い。

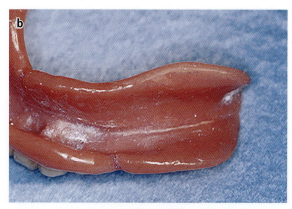

図35b 外側に撥ねた部分と後顎舌骨筋窩を最少にすることでコンパクトな義歯ができあがる。

3 舌下腺部は、厚めに維持する

舌下腺部が義歯の維持（吸着）に最も重要な部位である。舌は安静時には比較的前方まででているが、開口時には自然と後方に引かれる。**図36**に示すように、開口時には、舌下腺部では顎舌骨筋線部と異なり、舌による辺縁封鎖は期待できない。そのため舌下腺部では床縁が単独で辺縁封鎖を維持しなければならない。そこで、直下にある大きな舌下腺をクッションとして利用し、辺縁封鎖を確保する（**図37**）。床縁の深さは安静時の舌の位置を基準に、舌下腺をわずかに押した位置とする。しかし、あまり辺縁が薄く尖っていると、食い込んで、痛い。少なくとも2〜3mm程度の厚みを確保して、義歯や口腔底の水平的な移動にも対応できるようにする（**図38**）。なお、唾液腺が開口する舌下ヒダが発達している症例では、辺縁を厚くして接触させることで強固な辺縁封鎖を確保できるとも言われている。

舌をリラックスさせ、わずかに開口した時の位置が口腔底の高さの基準である。直視できる場所なので、誰でも義歯床縁が口腔底に接しているかを確認できるはずである（**図39**）。

また、下顎舌側正中には舌小帯があり、安静時には低位で不明瞭だが、舌の運動時には幅広いヒダとして出現する（**図40**）。この部の辺縁形成時においては、舌を前方に大きく突出させると舌下腺部も短くなり辺縁封鎖が確保できない。辺縁形成時のポイントは舌尖で口蓋部を舐めるように指示して舌を前ではなく、上方向に運動させることである。採得された印象を水平にして後方から見ると、広い帯として舌小帯が印記させている（**図41**）。

図36〜41 舌下腺部は、義歯の維持に最も重要な部位

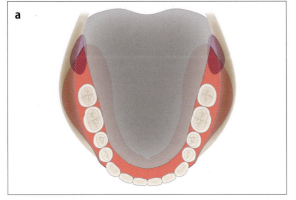

図36a 舌は閉口時で安静にしていると比較的前方まででている。辺縁封鎖は良好。

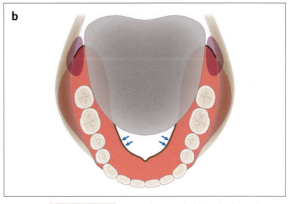

図36b **ここが重要！** 開口時には自然と後方に引かれる。舌下腺部では、舌による辺縁封鎖を期待できない。

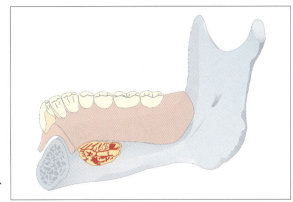

図37　直下にある大きな舌下腺をクッションとして利用し、辺縁封鎖を確保する。

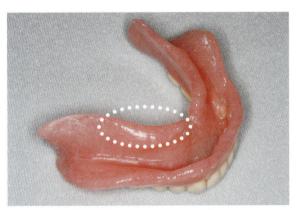

図38　**ここが重要！**　2〜3mmの辺縁の厚さが必要。

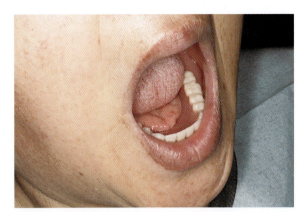

図39　床縁の深さは安静時の舌の位置を基準に、舌下腺をわずかに押した位置とする。

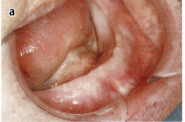

図40a　安静時には舌小帯は不明。
図40b　舌を挙上すれば、帯状に舌小帯が現れる。

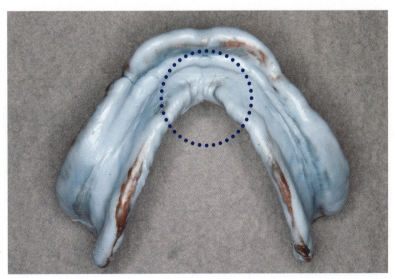

図41　広い帯として舌小帯が印記させている。

CHAPTER 3-4 まとめ：下顎義歯床縁のイメージ

1) 唇・頬側床縁のイメージ（図42）

　唇・頬側が、左右対称でしっかり支持域を確保できているかを確認しよう。左右差があればどちらがより適切かを考えて、よいと思われる側に少しでも合わせるよう足し引きをしよう。

　頬小帯部から遠心にむかって頬棚が広がり、その2／3付近が最も広くなる。レトロモラーパッドにむかって斜め切れ込む。義歯でも印象でもついつい真上からみて形を判断しやすい。斜め45〜60度ぐらいの方向から観察すると義歯のあるべき姿が見えてくる。顎堤吸収の大きな症例ほどなおさらである。頬棚を頬の壁に沿って上方に延ばすと記したイメージは、斜めから印象を見ると確認しやすい。そうすることで、下顎義歯の決まった形が見えてくるはずだ。

　唇側では下唇小帯は不明瞭な場合がほとんどであるが、ほんのわずかに正中部を凹ませ、左右のオトガイ結節を覆うようにW字のようなイメージとなる。

2) 舌側床縁のイメージ

　舌下腺部が口腔底に確実についていることを確認したらその深さを基準として、そこから水平に顎舌骨筋線部に移行する。これを「舌側床縁、水平のルール」と呼ぶことにする。横からみて、それより深ければ長すぎると考える。顎舌骨筋線部では舌が乗る棚を確保することが主目的と考える。それならば水平ぐらいは必要ということである。ただし、長すぎるのは問題だが、顎舌骨筋線さえ2〜3mm超えていれば後方で多少短くなっても許容される。後顎舌骨筋窩部はあまり攻めないで、咬合平面に垂直にカットする。上から見ると床縁は緩やかなS字状カーブを描く。床縁の厚みは、舌下腺部では厚く、それより

図42 「舌側床縁、水平のルール」が必要!!

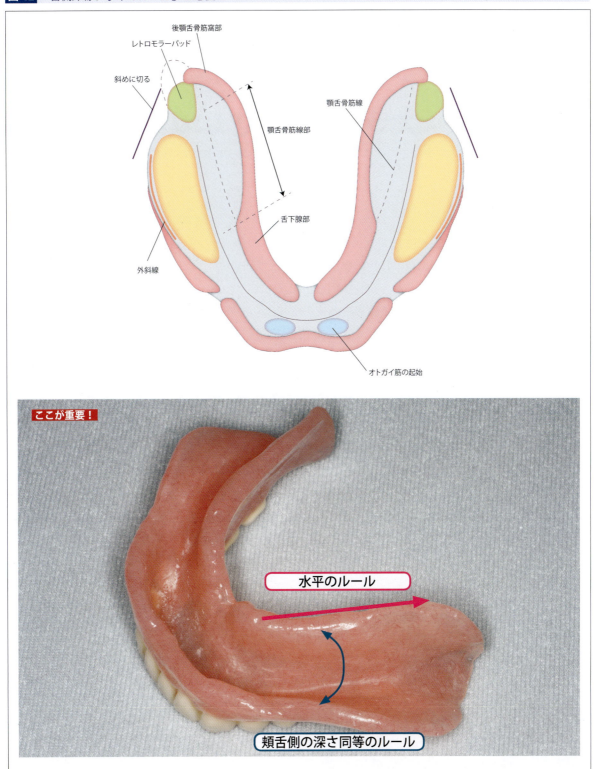

図42 下顎義歯床縁のイメージ。

　遠心の顎舌骨筋線部および後顎舌骨筋窩部では薄くなる。また、舌下腺部付近で舌側の深さと頬側の深さを比べると両者はほぼ同じ深さになっている場合が多い。これを「頬舌側の深さ同等のルール」と呼ぶことにする。

CHAPTER 3-5 大きい、小さいの判断は？

　図43aのコンパウンド印象は、本PARTのP.63に示した**図1**と同じである。同一患者のコンパウンドによる辺縁形成終了時の様子である。舌側辺縁の長さを比べると、右側は明らかに長くて大きい。コンパウンド印象で作る従来型の義歯の目的は義歯内面を顎堤に広く密着させて耐圧面積を拡大することにあるため、大きすぎるとの批判[8]を聞くことがある。たしかに右側では維持、支持を求めようと舌側への過度な延長を試みたことになる。しかし、前述したように、舌側辺縁は骨から離れた骨の支持のない部分である（**図44**）。そのため、いくら延長しても咬合力の支持域は広がらないことはすでに理解いただけたはずだ。舌側辺縁はDenture Spaceではない。そこで、咬合力の支持域が同じなのに、Denture Spaceではない舌側辺縁を過剰に延長している右側は大きいと判断できる。裏から見るとその一因が理解できる（**図45**）。右側のようにコンパウンドを沢山盛れば、それだけ大きく厚くなりやすい。そこで、ウォッシュインプレッションをする前に、巻かれた左右側のコンパウンドをよくみて、鈴木のルールに従ってトリミングしてやればよかったのである。水平のルールに従えば**図46a**の点線の部分以降が長いことが分かる。トリミングすればコンパクトな義歯形態に変わるだろう（**図46b**）。

図43 舌側印象の長さが明らかに長くて大きい　その訳は？

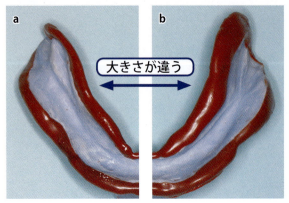

図43a、b 同一患者でも左右で大きさが異なる。骨縁から離れた舌側へ過度な延長を行っても、支持域は広がらない。

図 44 舌側床縁は Denture Space ではない

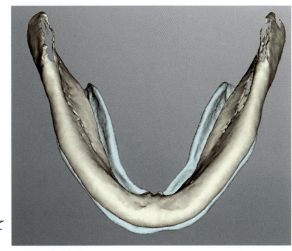

図 44 舌側床縁は、骨から離れている。どんなに延ばしても支持域は広がらない。

図 45 コンパウンドの盛り過ぎである

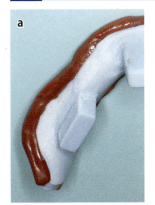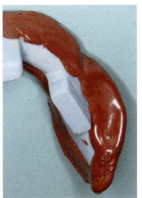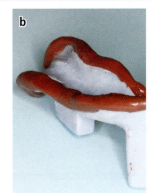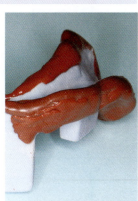

図 45a、b コンパウンドを沢山盛れば、長く厚くなりやすい。

図 46 水平のルールに従って調整する

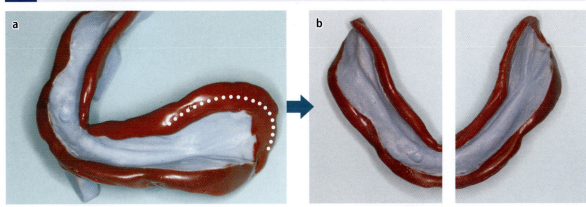

図 46a **ここが重要！** 水平のルールに従えば、点線部以上が長いことが分かる。

図 46b **ここが重要！** トリミングすれば左右はほぼ同じ大きさとなる。義歯の形態をイメージできているかどうかで、材料の扱いは変わる。

CHAPTER **4**

辺縁形成に直結する重要事項②

上顎義歯の床縁形態を
理解する

CHAPTER 4-1 上顎では、後縁の設定位置が維持を決める

　上顎については、吸収を読んだ唇頬側前庭部の厚さの確保と、後縁の設定位置に留意することが重要である。まず、研究用模型をよく観察し、床縁の厚みを左右でどうするかの戦略的を立てておく。意識して辺縁の厚みを確保しなければ成功はおぼつかない。

　上顎義歯の維持（吸着）を最も左右するのは義歯後縁の設定である。ここは、翻転部がないため、必ず術者が決定しなければならない。一般に後方に延ばせば延ばすほど維持力は増すが、一方で異物感が強まり、さらには嘔吐反射を招きかねない。<u>上顎義歯の後縁は、上顎結節を確実に覆い、左右のハミュラーノッチを結んでアーライン上に設定する</u>のがルールである（図47）。

　ハミュラーノッチは上顎結節の遠心に位置し、そこには筋や腱の付着がなく義歯の後縁として適している（図47）。ハミュラーノッチは直接は観察できないが、その上に直交する翼突下顎ヒダが開口時に前方に移動するため、開口を指示して翼突下顎ヒダを印象上に印記することで位置を特定できる（図48）。

図47〜50 上顎義歯後縁のルール

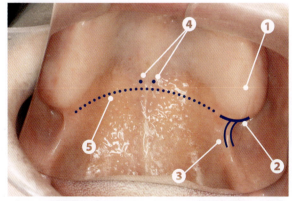

図47　上顎義歯の後縁は、上顎結節を確実に覆い、左右のハミュラーノッチを結んでアーライン上に設定する。①上顎結節、②ハミュラーノッチ、③翼突下顎ヒダ、④口蓋小窩、⑤アーライン。

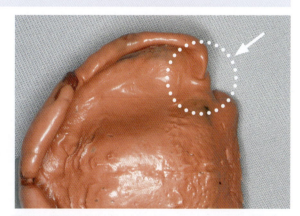

図48　開口によって、ハミュラーノッチの上に位置する翼突下顎ヒダが印象上に印記される。

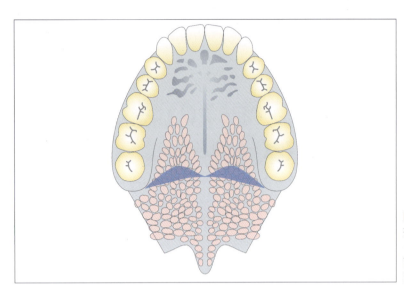

図49 口蓋後縁部には正中口蓋縫線を挟んで左右に広く口蓋腺が分布している。このエリア内ならばポストダムを設定できる（参考文献15より引用改変）。

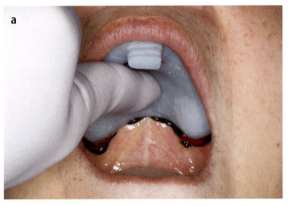

図50a 後縁にコンパウンドを盛り粘膜を加圧することで後縁封鎖が確実なる。あわせて大開口を指示することで、翼突下顎ヒダを印記する。

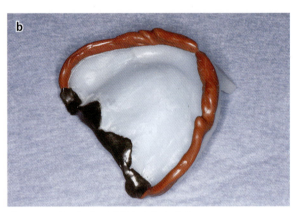

図50b ポストダムが付与された印象。

　一方、アーラインはある程度の幅を有するエリアと考えてよい。そのエリアの正中線付近には左右1対の窪みとして口蓋小窩がみられることが多い。アーラインが分かりにくい症例では、口蓋小窩がトレー下に収まっていれば問題ない。

　さらに、この後縁部の粘膜下には被圧縮性に富む口蓋腺が正中口蓋縫線を挟んで広く分布している（**図49**）。ここを加圧してポストダムを設定することで、辺縁封鎖が確実なものとなる（**図50**）。

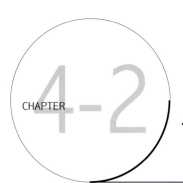

CHAPTER 4-2 バッカルスペースは、しっかり充たす

　上顎結節の外側と頬粘膜との間にある間隙をバッカルスペースと呼ぶ（図51）。バッカルスペースは上顎義歯の維持に重要で、このバッカルスペースをきちんと義歯床で充たすことで辺縁封鎖が強固となる（図52）。しかし、歯槽頂にとらわれると、顎堤吸収に伴い上顎歯列弓は徐々に内側に移動し、下顎歯列弓とのギャップが広がるように見える。顎堤の吸収を読んで、吸収を補うだけバッカルスペース部の床縁を十分に厚く辺縁形成できれば、人工歯はずっと外側に排列でき、舌房の侵害を避けられる（図53）。

　ただし、バッカルスペースは無制限に幅広く採得できるわけではない。外側には筋突起があり、下顎の側方運動時に筋突起がぶつかってバッカルスペースの幅を制限する（図54）。そこで、辺縁形成時には、術者が指1本でトレー口蓋部を押さえたまま閉口させ、「左右にガクガクと顎を動かして下さい」と下顎の左右側方運動を指示して印記する。最後にトレーを後方から観察し、バッカルスペース部が左右同じくらいの深さになっているかを確認する。

図51〜54　上顎義歯後縁のルール

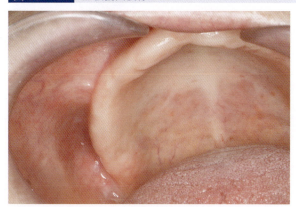

図51　上顎結節の外側と頬粘膜との間にある間隙をバッカルスペースと呼ぶ。

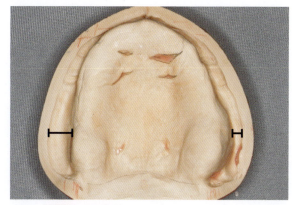

図52　**ここが重要！**　吸収を読んで、バッカルスペースの厚みを考慮する。吸収の大きい右側は左側よりも辺縁を厚く設定することで、左右の外形はほぼ対象となる。

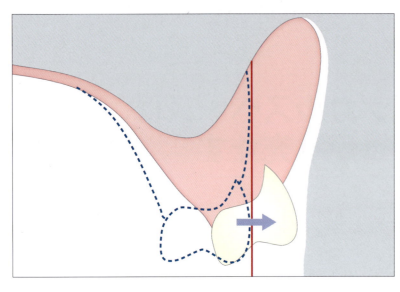

図 53　人工歯の頬側面は、義歯床辺縁から垂線より外側には排列できない。バッカルスペースを吸収にみあった幅で採得することで、人工歯を天然歯が元あった位置に排列できる。辺縁の厚みがないままで、人工歯だけを外に排列すると研磨面の傾斜が逆転し、頬筋が義歯をはずす方向に働く。

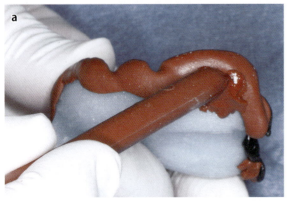

図 54a　バッカルスペースは無制限に幅広く採得できるわけではない。下顎の筋突起により制限される。

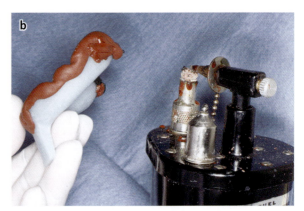

図 54b　外側にコンパウンドを盛り、軟化する。

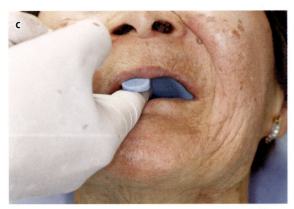

図 54c　閉口させて左右への側方運動を指示して、筋突起の運動を印記する。

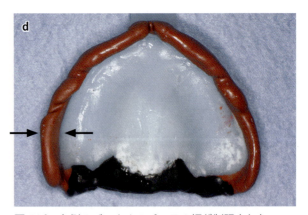

図 54d　右側のバッカルスペースの幅が制限された。

CHAPTER 4-3 排列を考えて厚みを確保せよ

　唇側の厚みを適切に採ることが、前歯部の人工歯排列に影響する。有歯顎における切歯乳頭と上顎中切歯との関係はよく知られている（**図55**）。ただし、無歯顎においては切歯乳頭が前方に2〜3mm移動するため、それを差し引いて、切歯乳頭の中央から6〜8mm前方に上顎中切歯唇側面がくることを基本とする（**図56**）。この位置に人工歯を排列するためには、唇側床縁の幅が十分に確保されていることが必須で、さもないと前歯だけが突出して不自然に見えるばかりか、義歯の離脱も招きかねない。スタディーモデルを観察し、顎堤を読み、必要とされる幅を意識した印象採得を実行する。上唇を下方にひっぱることなく、上から軽く押さえるような手つきがよい。

図55、56 無歯顎における切歯乳頭と上顎中切歯の位置関係

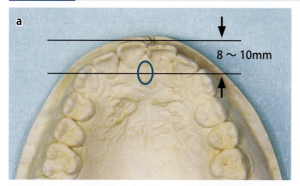

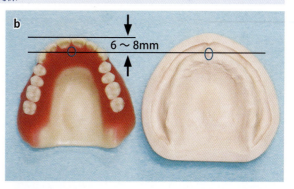

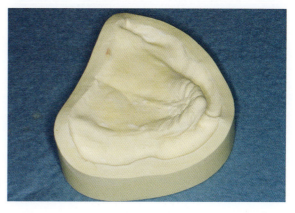

図55a、b 切歯乳頭と人工歯。切歯乳頭中央から8〜10mm前方に天然歯が位置している。無歯顎では切歯乳頭が前方に2mm程度移動するため、6〜8mmの位置とする。

図56 吸収にみあった十分な唇側前庭部の厚さが確保されている。

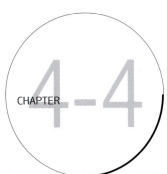

CHAPTER 4-4 ひっぱりゃ分かる、小帯部

　上顎の小帯は下顎に比べて明確に認められる症例が多い。そこで、床縁が適切に避けられないと義歯の離脱や同部での潰瘍の原因となる。しかし、印象時にそれも辺縁形成時に明確に印記する必要はない。辺縁形成時には大まかな位置と深さが印記されれば十分である。まずは機能時の小帯の動きと、それに対応する義歯床縁の避け方を理解しておくことが重要である。それさえ分かれば、印象採得時にはあまり気にせず、義歯装着時に簡単な手順で調整するというのも一法である（**図57**）。

図57 機能時の小帯の動きに対する義歯床縁の避け方を理解する

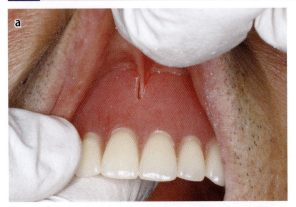
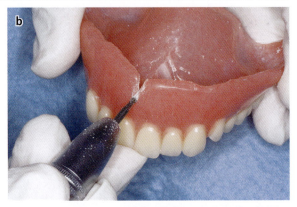

図57a、b 小帯部の印象は義歯装着時でも簡単に調整できる場合が多い。あえて印象時に完璧に採ろうとする必要はない。上唇小帯はひっぱってから義歯を挿入し (**a**)。ぶつかるところがあれば削る (**b**)。小帯部の動きを理解していればよい。

1) 上唇小帯は、上下にしか動かない

　上唇小帯は上唇の動きにつれて上下方向にしか動かない。そこで、床縁は縦方向にＹ字ではなくＩ字状に深く裂ける（**図58**）。上唇をつまんでひっぱった状態でトレーを入れ、上唇小帯がぶつからないように調整する。この操作では順番が重要で、トレーを入れてからひっぱるのではなく、ひっぱってから入れること。

図58 トレーは、上唇をひっぱってから入れる

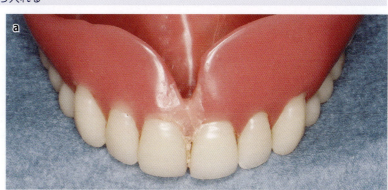

図58a　小帯を避けすぎた義歯。破折の起点になりやすい。

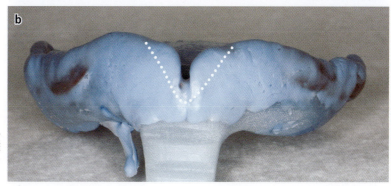

図58b　上唇小帯は上唇の動きにつれて上下方向にしか動かない。床縁は縦方向にＹ字ではなくＩ字状に深く避ける。

2) 頬小帯は後方に引く

　頬小帯はモダイラスの動きにつれて前後方向に動く（**図59**）。ただし、その動きは咀嚼時などでは後方の方が強い。実際、頬小帯は、真横に引いても分からないが、頬を後方に引くと明確に現れる場合がほとんどである。そこで、床縁はまず後方にひっぱった状態で合わせ、次ぎに多少前方に移動することを想定して前方への切れ込みを作る。床縁を上から見ると後方にむかって広く開いた三角形のイメージとなる（**図60**）。なお、辺縁の厚みが薄くなるのではなく、上下方向に小帯を避けるイメージで辺縁形態を作る。

図59、60 頬小帯は後方に引く

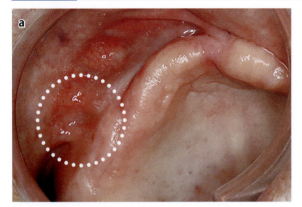

図59a 頬小帯は真横に開いても分からない。

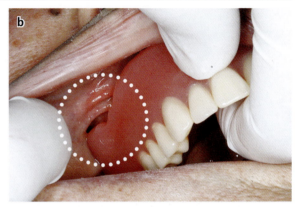

図59b 後方に引いた状態で義歯を入れ、調整をする。

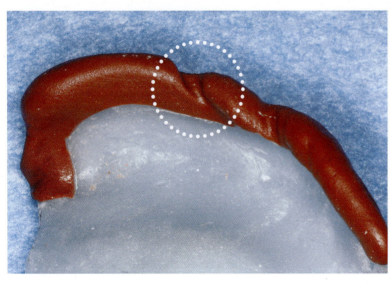

図60 ここが重要！ 頬小帯の印象。後方にむかって印記されている。ただし厚みは減じてはいけない。

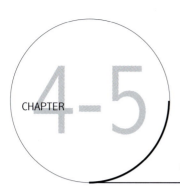

CHAPTER 4-5 まとめ：上顎床縁のイメージ

　顎堤吸収を読んで辺縁の厚みを考慮し、上からみた時に左右対称になっているか、また、後方や前方からみた時の辺縁の深さも左右で同じくらいか確認する。後縁には翼突下顎ヒダのスジが印記され、口蓋小窩も含まれているとよいだろう。上唇小帯や頬小帯については形態の理解が重要で位置が分かることを優先したい（**図61**）。

図61 上顎辺縁のチェックポイント

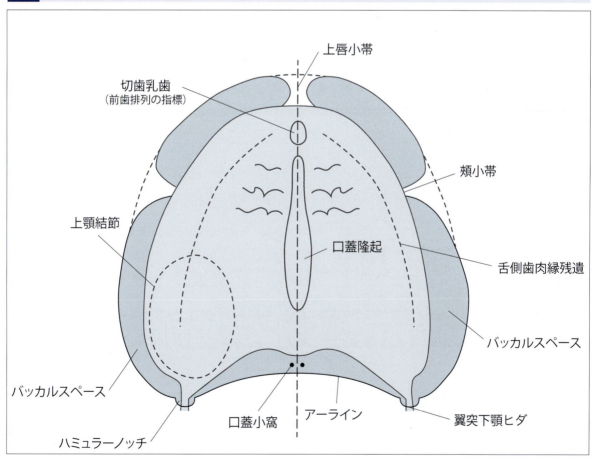

図61 ここが重要！ 上顎の辺縁。　吸収を読み、バッカルスペースを適切に採得できると、左右の舌側歯肉縁残遺からの距離は同じになり、上顎印象の外形はほぼ左右対称になっている。

CHAPTER **5**

個人トレーと
指示運動を理解する

CHAPTER 5-1 トレーがよければ誰でも採れる

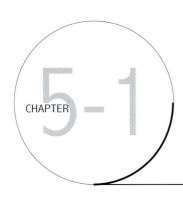

最終印象採得の良否を決めるのは個人トレーの形態であり、個人トレーを作るためのマル模（予備印象採得）である（**図62**）。ダメなマル模からできたダメな個人トレーを、コンパウンドによる辺縁形成でカバーするのは本当に難しい（**図63**）。逆にトレーさえよければ誰でも採れる。個人トレーの形態の良否で最終印象の8割は勝負がついていると考えよう。

図62、63 個人トレーの形態で勝負は8割ついている

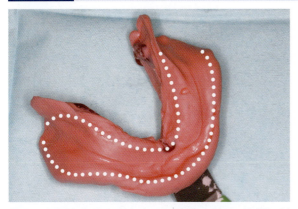

図62 予備印象がよければ、完成義歯の外形（点線）が含まれる。

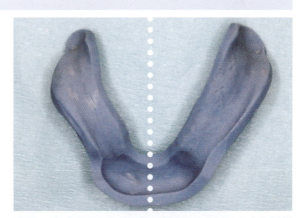

図63 完成のイメージのない個人トレーでは、印象採得は難しい。

1 モデリングコンパウンドとシリコーンゴム印象材による違い

　辺縁形成の材料としてはモデリングコンパウンドが従来より使われている。可逆性の熱可塑印象材であることから、追加修正が何回もでき、口腔機能時の周囲組織の動きを的確に記録できる。しかし、均一に軟化されないと硬い部位では粘膜を押して長くなり、軟らかな部位では相対的に短くなるなど問題が生じる。モデリングはチョコチョコと部位を区切って添加すると硬さの違いによりギャップができやすい（**図64**）。あとから追加修正できるのだから、思いきりよく、できるだけ広い範囲を一気に巻けば問題は少ない。

　一方、ボーダータイプのシリコーンゴム印象材での辺縁形成では、シリコーンゴム印象材全体が同時に化学的に硬化するため、誰が行っても部位による硬さの違いは生じない点で有利だ（**図65**）。しかし、不可逆性の印象材であるため、あとから一部だけ追加修正すといった細かな対応はできない。また、意外と流れがよいので、個人トレー辺縁から長く延ばすといったことには不向きである。

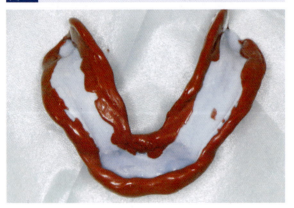

図64 モデリングコンパウンドの場合

図64 モデリングコンパウンドは、チョコチョコ足すとわけが分からなくなる。

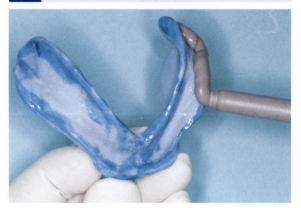

図65 シリコーンゴム印象材の場合

図65 シリコーンゴム印象材は、後からの追加修正が困難だが、全体が均一に硬化するという利点を有する。

2 トレーの設計

　まずは、前述した目標とする義歯床縁形態をイメージしてスタディーモデル上に完成義歯の外形線を記入する。トレーの外形ではなく予想する完成義歯の外形線である（**図66a、b**）。印象が不足していた部分は点線で、他は実線として区別するとよい。予備印象で大きく不足した部分がある時には、スタディーモデルを削って修正するという手もある（**図67**）。下顎舌側後方などは採得が難しい部位であるが、前方の舌下腺部の印象は大方の先生で適切に採得できている。そこで水平のルールに従って舌下腺部から後方に水平に延ばした形に模型を削る。また嚥下時を意識して外側に床縁が開くように、顎舌骨筋線部をワックスでブロックアウトして個人トレーを作る。

　一方、トレーの外形線はどのような印象法を使うかで異なる（**図68a～d**）。モデリングコンパウンドで辺縁形成するならば、義歯外形線2～3mmさげた位置になる。ボーダータイプのシリコーンゴム印象材で辺縁形成するならば、長くは延長し難いことから1～2mm程度下げた位置でスタートしたい。辺縁形成はせずに、そのままシリコーンゴム印象材で採得するならば義歯外形線と一致させればよい。よいイメージどおりに個人トレーが設計できれば、辺縁形成をしなくてもほどほどに精密印象は採れるものである。

図66 トレーの外形ではなく、完成義歯の外形線を記入する

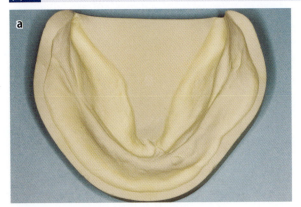

図66a マル模（診断用模型）を観察する。

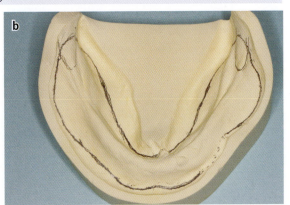

図66b 完成義歯の外形線を予測し、記入する。

図67 ルールを知れば模型を削って、よい個人トレーができる

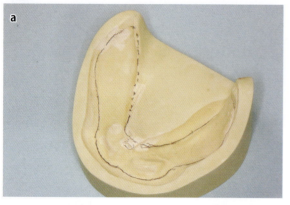
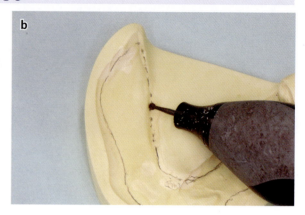
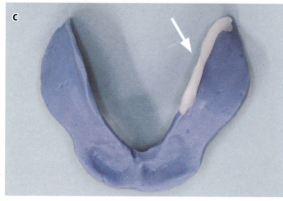

図67a 左側の舌側の印象が短い。
図67b 水平のルールに従い、模型を削って理想的な外形を作りだす。
図67c 個人トレーの形態が改善された。

図68 トレーの外形線は印象法によって異なる

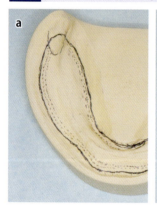
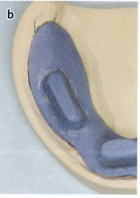
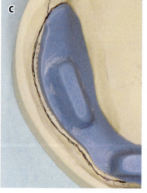
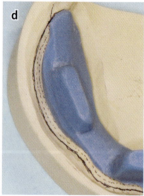

図68a 完成義歯の外形線（実線）。
図68b 辺縁形成をしない場合の個人トレーの外形。
図68c ボーダータイプのシリコーンゴム印象材を使う場合。
図68d モデリングコンパウンドを使う場合。

CHAPTER 5-2 指示運動と開口印象・閉口印象

1) 辺縁形成は、閉口させて行う

　総義歯の辺縁形成時において患者に指示する運動としては、舌側に関与する機能運動では嚥下や舌で口蓋や口角を舐める運動があり、頰側では口角を後方に引く運動や口をすぼめて突出させる運動、下顎の側方運動がある。嚥下に代表されるように、これらの運動はいずれも大きく開口していると実行できない。そのため辺縁形成はできるだけ閉口させて行う方がよい。幸い前歯がない無歯顎患者ではトレーの柄が前歯部にぶつかる心配がないので、かなり通常の閉口位に近いところまで患者を誘導することができる（図69）。閉口することで周囲軟組織の緊張が緩むことから、トレーも安定する。そのため多少トレーの柄から指を離してもトレーが浮いたり動いたりすることも少ない。

図69 無歯顎者は十分に閉口させてOK

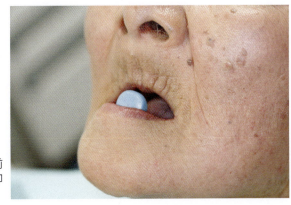

図69 無歯顎では対合歯がないため、個人トレーの柄が前歯にぶつかることがないため、十分に閉口位に近づけて印象することが可能。

| 図70、71 | 指示運動のやり方 |

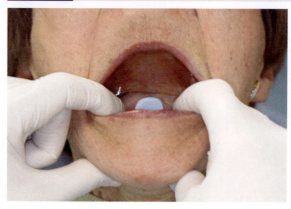

図70 開口印象というと、文字のイメージから大開口した状態で印象採得するような錯覚にとらわれやすい。個人トレーを使った通常の印象でも、基本は閉口位に近づけて行う。

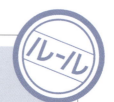

- 印象採得時
　　閉口させ、大きな運動を避ける。

- 義歯調整時
　　大開口させ、舌や頬・口唇を大きく動かす。

BUT、高齢者は指示運動になかなか従わない。嚥下くらいはやってほしいが、やってくれたら儲けもの。

図71 **ここが重要！** 印象採得時の運動指示のルール。高齢者では術者の指示になかなか従ってくれない。そのため最終判断は自分がするのだという意識がステップアップにつながる。

　開口印象と閉口印象を比較して論議されることもあるが、開口印象は大開口して印象採得するとイメージされていないだろうか（**図70**）。開口印象に分類される個人トレーによる通常の印象採得法でも、できるだけ閉口させた状態での辺縁形成が基本である。

　また、指示運動においてはその強さや方向が重要である。閉口印象にすれば、噛みしめたままで患者が誰でも適切な強さで舌や口唇を動かしてくれるとは限らない。術式に過信は禁物である。

　現代の総義歯患者は身体的にも精神的にも問題を抱える後期高齢者である場合がほとんどである。寝たきりや認知症の疑いのある場合も多い。患者に指示運動を指示しても、実際にやってくれるかどうかは分からない。やってくれれば儲けものぐらいに考えた方がよいであろう。指示後に得られた辺縁形態をみて術者が判断、修正するという姿勢が何よりも重要である。

　『印象採得時はできるだけ閉口させ、大きな運動を避ける。一方、義歯調整時には大開口させ、かつ舌や頬・口唇を大きく運動させる。』というのが、鈴木のルール（**図71**）であり、基本である。

　事項では、実際の術式についてモデリングコンパウンドを使った精密印象採得を中心に解説する。

Column　個人トレーを工夫することで、不安なく上顎義歯の後縁を短く設定できる

　上顎の後縁はできれば短い方が患者には喜ばれる。しかし、短くすることで維持が減り、落ちても困る。そんな時には希望する長さの個人トレーで辺縁形成を行い、維持力が確保できるかを確認する（**図A**）。もしも維持が確保できなければ、あきらめて通常のアーラインの位置まで戻す必要がある。維持が得られたとしても、その後の技工作業を考えれば、ある程度後方まで模型があった方が便利だ。

　そこで、あらかじめ口蓋部を追加できるパーツを作っておいて（**図B、C**）、それを貼りつけてウオッシュインプレッションを行うと安全である（**図D**）。

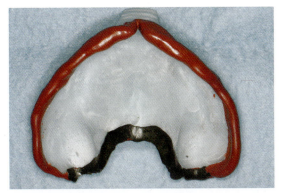

図A 希望する長さの後縁が短い個人トレーで辺縁形成を行い、維持が確保できるかをチェックする。

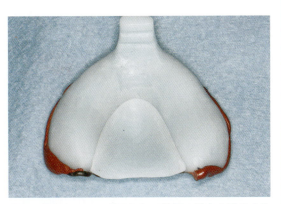

図B 個人トレーの背面から口蓋部の長さを延長するためのレジン製のパーツを取りつける。

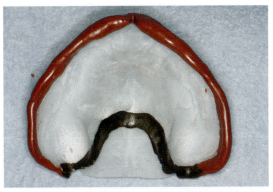

図C 個人トレーの口蓋部にレジン製のパーツが取りつけられた。

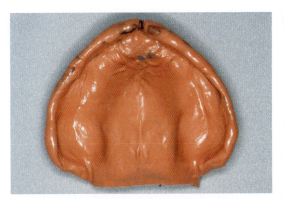

図D ウオッシュインプレッションでは通常のアーラインまでの距離を確保した。

CHAPTER **6**

コンパウンド印象を
使わない人こそ
読むべき精密印象

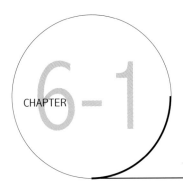

CHAPTER 6-1 コツをつかめばコンパウンドも恐れるに足らず

　使用するモデリングコンパウンド（以下、コンパウンド）は1種類のみとする。辺縁形成に適したフローを有するKerr社のインプレッションコンパウンドのレッドを推奨する。融点の低いグリーンもあり、これを併用して細かな調整を行う先生もいるようだが、このような使い方はやめた方がよいだろう（**図72**）。コンパウンドを常に一定の軟らかさ（フロー）に軟化できるかが、辺縁形成のポイントである。部位によってフローが変われば、それだけで辺縁はデコボコになるだろう。融点の異なる材料を混ぜると均一な軟化が難しい。1種類の材料だけその扱いに慣れれば十分である。ただし、上顎の口蓋後縁部を加圧する時だけは、融点の低いグリーンを用いている。

　さて、コンパウンドの軟化のコツは動かすことである（**図73a**）。動かさずに1か所を熱しすぎるとコンパウンドに引火し、焦げて劣化する（**図73b**）。そこで、コンパウンドの先端から2cm程をトーチの炎にかざし、指で回しながら自分にむかってツンツンと引く感じで上下させるとよい。

　個人トレー辺縁部へのコンパウンドの添加もまた回転させながら行う。最初は付着しやすいようにトロトロの状態でコンパウンドを添加し、トレーの辺縁に沿ってコンパウンドを回しながら行ったり来たりさせ、できるだけ広い範囲に一気に盛りつけて厚みを増やしていく。次いで、お湯で濡らした示指と拇指でコンパウンドをつまんでトレーから移行するようにして形態を整える。その後、トーチを使って添加したコンパウンドを均一に軟化させる。炎は内面にだけあて、外面にはあてない（**図74**）。内面が軟かで外面がやや硬めという状態がよい。反対だと粘膜面をうまく印記できない。一部だけ短くしたい時には、その部位の辺縁先端に炎をかける。トーチを使う場合、軟化しようとする部位にむかって炎をかけるのではなく、炎の先端がそこから離れるようなイメージで、自分の方にクイクイと引きながら軟化するとよい。示指の腹で添加したコンパウンドの外面をそっと触り、均等に軟化できたかを確認する。部位により軟化度が異なれば再度、炎をかける。均等になったならば、お湯に浸漬してテーパリング（**図75**）し、素早く口腔内にトレーを挿入する。

　軟化するたびにコンパウンドは劣化して固くなるため、同じ部位の辺縁形成は2回まで、最大でも3回と決め、それ以上行う場合はいったんコンパウンドをはずして新しくコンパウンドを添加しなおした方が結果はよいだろう。

| 図72〜76 | 軟化のコツは動かすこと |

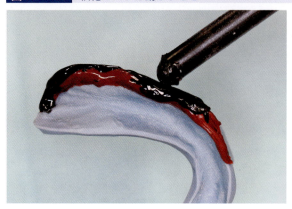

図72 使用するモデリングコンパウンドは、1種類のみとする。融点の異なる材料を混ぜると均等な軟化が難しい。

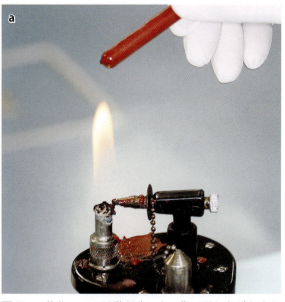

図73a 軟化のコツは動かすこと。指で回しながら自分にむかってツンツンと引く感じで上下させる。

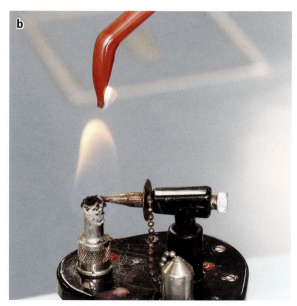

図73b 動かさずに1か所を熱しすぎるとコンパウンドに引火し、焦げる。

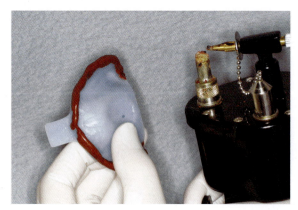

図74 炎は内面にだけ当て、外面には当てない。内面が軟かで外面がやや硬めという状態がよい。トーチの炎を自分の方に引きながら軟化するイメージがよい。

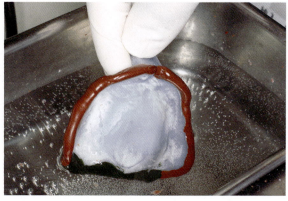

図75 テーパリング。最後に60度程度のお湯につけてから口腔内にいれる。

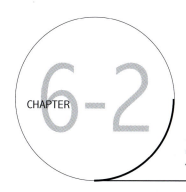

辺縁形成の順序

　前述したように義歯の大きさは後縁で決まるため、上顎でも下顎でも、必ず後方からコンパウンドを巻く（**図76、77**）。また、下顎の頬側と舌側では、迷わず頬側を先に進める。試験問題でもやさしい問題から解くだろう。直視しやすい側、自分の採得した印象を評価しやすい側から始めるのは当然である。それでは、頬側の右側と左側ではどちらが先か。右利きの先生ならば左側から始める。左利きならば右側からである。そうすれば、左右の手がクロスせずにコンパウンドを添加できるので、見やすいし、添加しやすいだろう。

図76、77 上顎、下顎にかかわらず必ず後方から

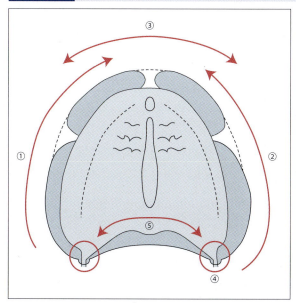

図76 上顎の辺縁形成の順番。

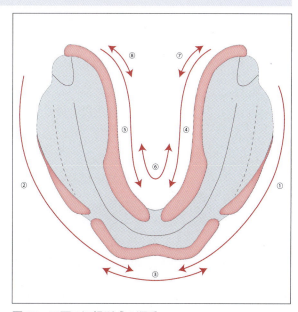

図77 下顎の辺縁形成の順番。

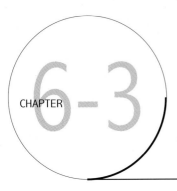

CHAPTER 6-3 コンパウンドを使った下顎辺縁形成の実際

1) 辺縁形成の流れ

　個人トレーを口腔内に挿入し、はじめにトレー後縁とレトロモラーパッドの関係を確認する（**図78a**）。レトロモラーパッドの1/2〜2/3を覆うとのルールに従い、長ければバーで削除する。次に頬小帯と舌小帯部が避けてあるかをチェックする。舌側については直視できる舌下腺部の位置をチェックする（**図78b**）。

　スタディーモデルと個人トレーを再度見直し、予備印象でうまく採得できなかった部位、長さや深さが疑問であった部位などを確認しておく。不足した部分はどこかをチェックし、多めにコンパウンドを足して延ばすことをイメージしておく。

　いよいよコンパウンドを巻き始める。何度も繰り返すが、できるだけ広い範囲を一度に辺縁形成をすることが大切である（**図79**）。頬側最後方から始めて、できれば唇側の半ばまで一気にコンパウンドを添加する。口腔内に入れたらすぐに閉口を指示し、下顎下縁にあてた拇指と、個人トレーのフィンガーレストに置いた示指もしくは中指で押さえ、トレーを確実に定位置に戻す。閉口していれば片手だけ押さえてもトレーは動かない（**図80**）。閉口をコントロールするのは下顎下縁に当てた親指である。フリーになった示指を咬合平面の高さ付近の頬にあて、そっと押さえて頬側の形を決める。辺縁部付近を直接ひっぱるとそこだけが短くなる。辺縁から離れた軟組織を押さえて全体を包むよう手つきが好ましい。トレーの内面に入り込んだコンパウンドを除去し、頬棚を意識して形態を整える（**図81**）。頬棚遠心端の咬筋影響部についてはそこだけをトーチで軟化し、術者の示指でフィンガーレストを下方に押さえながら、閉口を指示する。手圧に抵抗しようとして咬筋が収縮し咬筋切痕が印記される。このステップは結構煩雑なので、斜め45度程度に削除するだけで省略してもよい。頬小帯についてはトーチでここだけに炎をあて、頬を後方に強く引き形成する。下顎の頬小帯は不明な場合も多いため、後方に引いて見えなければそのままでもよい（**図82**）。

唇側については下唇正中を前下方に引いた状態でトレーを挿入する（図83a）。すぐに下唇を戻して、指の腹で前方から下唇を軽く押さえ、下方にむかって床縁を延ばすような気持ちで辺縁形成する（図83b、c）。

舌側についても後顎舌骨筋窩から舌下腺部まで一気にコンパウンドを添加する（図84）。指でつまんで個人トレーから移行的に辺縁を延ばす。Ｓ字状カーブを意識して形態を整える。コンパウンドの内面を再度軟化したら口腔内に挿入する。頬側と同じく拇指と示指で押さえて個人トレーを確実に同じ位置に固定し、できるだけ閉口するように指示する。どちらか一方のフィンガーレストを押す指を示指から中指に変え、フリーになった示指で舌背を上から数回押す（図85）。これにより舌側の深さが決定できる。口腔内から取りだしたらトレー内面に入り込んだコンパウンドを除去する。次に嚥下時の顎舌骨筋の緊張を印記する。顎舌骨筋線部から後方にわずかにコンパウンドを添加し、トーチで内面のみを軟化し、テーパリングのあと、直ちに口腔内に挿入する。閉口させ、「ゴックンと唾を飲み込んでください」と嚥下を指示すると、辺縁が外側に開いた形となる（図86）。最後に舌小帯部の筋形成を行う。小帯部のみを軟化し、舌で口蓋を舐めるように巻き上げさせて、小帯のスジをそのまま上方にむかって印記する（図87）。

図78 トレー後縁とレトロモラーパッドの関係を確認！

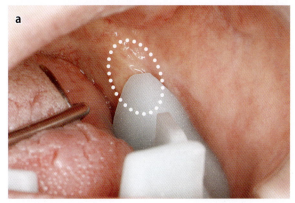

図78a はじめにトレー後縁とレトロモラーパッドの関係を確認する。

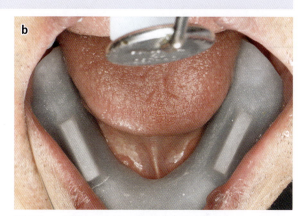

図78b 舌側は、直視できる舌下腺部をチェックする。

図79〜83 コンパウンドの巻き方：頬側・唇側

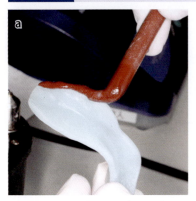

図79a 後方からコンパウンドを回転、さらに前後させながら巻く。

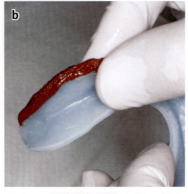

図79b <mark>ここが重要！</mark> お湯で濡らした指で摘んで、個人トレーから移行するように成型する。**手つきが重要！**

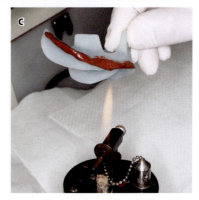

図79c コンパウンドは粘膜面だけに炎を掛け軟化する。

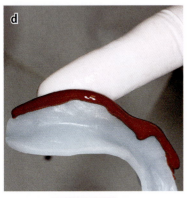

図79d <mark>ここが重要！</mark> 外側から軽く触れて、全体が均一に軟化されているかを確認する。**この指使いが重要！**

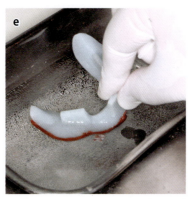

図79e お湯につけてテーパリングする。

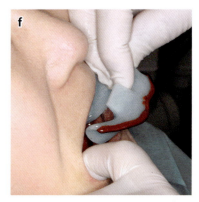

図79f 口角を左手の指でひっぱり、コンパウンドが口唇に触れないように、トレーを回転させながら口腔内に挿入する。

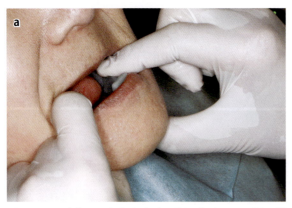

図80a 口腔内に入れたらすぐに閉口させる。下顎下縁に当てた親指に力をいれて閉口をコントロールする。

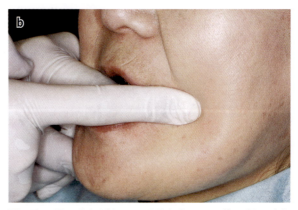

図80b 閉口すればトレーは動かない。示指で頬の咬合平面の高さで押さえる。

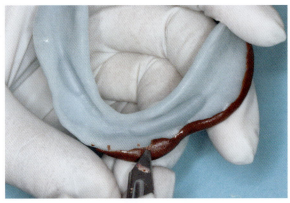

図81 内面にはみだしたコンパウンドは必ず削除する。

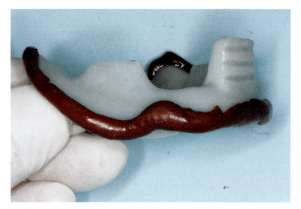

図82 下顎では、頬小帯はあまり明確でない場合が多い。

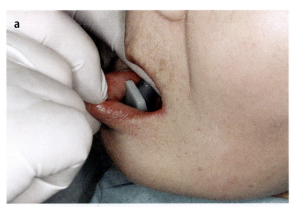

図83a 唇側前庭の印象では、下唇を上方ではなく水平に引き、下唇小帯を明示した状態でトレーを口腔内に入れる。

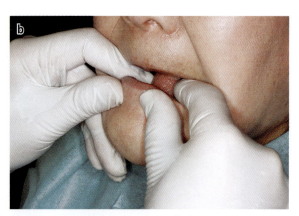

図83b 下唇を親指で包むように押さえる。

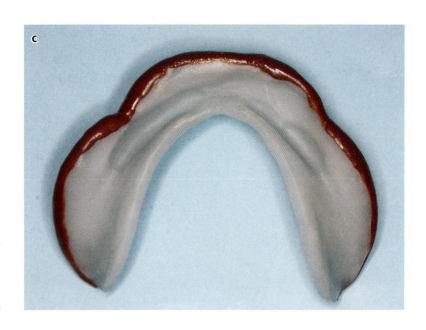

図83c 唇、頬側の辺縁形成が終了。

図 84～87　コンパウンドの巻き方：舌側

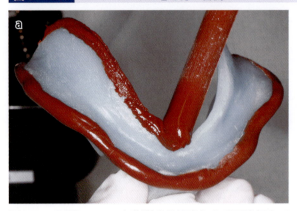
図84a　舌側についても後顎舌骨筋窩から舌下腺部まで一気に添加する。

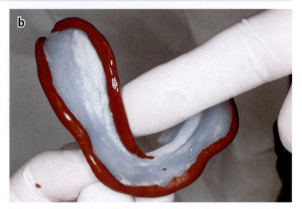
図84b　**ここが重要！**　お湯で濡らした指で、S字状カーブを意識して形態を整える。挿入する前にほどほどの形態を作っておくことが大切。**手つきが重要！**

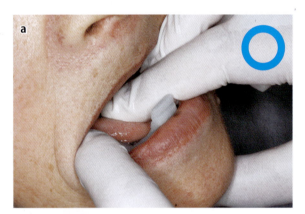
図85a　**ここが重要！**　舌前に軽くださせて、示指で舌背を上から数回押す。**この手つきが重要！**

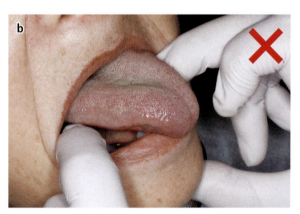
図85b　舌を口腔から外にだすような運動を指示すると、舌側辺縁は短くなってしまう。

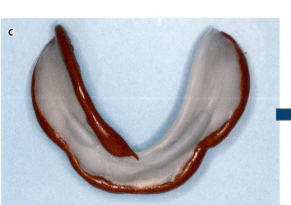
図85c　舌側の深さが決定された。

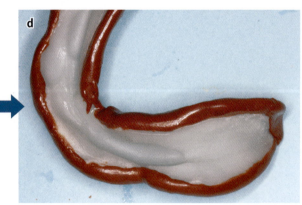
図85d　反対側も同様に形成された。

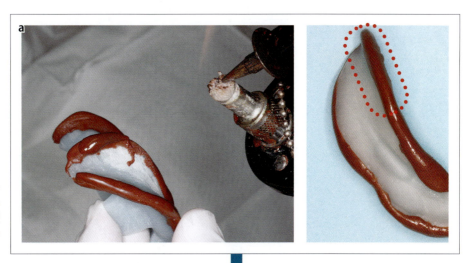

図 86a 顎舌骨筋線部の内面を軟化する。この段階では顎舌骨筋は弛緩した状態が記録されている。

図 86b 嚥下を指示すると顎舌骨筋が収縮する。辺縁が外側に開いた状態となる。

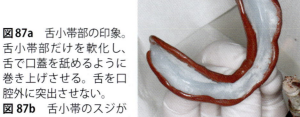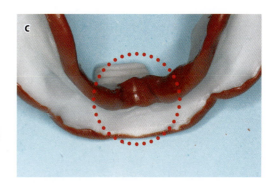

図 87a 舌小帯部の印象。舌小帯部だけを軟化し、舌で口蓋を舐めるように巻き上げさせる。舌を口腔外に突出させない。
図 87b 舌小帯のスジが広く印記された。

2) 最後は、結局トリミングで！すべての印象法で共通

　コンパウンドによる辺縁形成は、結局のところ個人トレーを一部延長したことにすぎない。全周に巻き終わったら、前述したよい義歯のイメージに従い、ナイフでトリミングして形を整える。多くコンパウンドを添加したら外側にはみだして厚くなる。左右側を見比べて外側から削って厚みを調整する（**図88**）。また、ウォッシュする印象材のスペースを意識して内面をわずかに削ってもよい。舌側は顎舌骨筋線部では内面を削り、後顎舌骨筋窩にむかっては外面を削ることでS字カーブを強調しておくとよい。唇側ではW字状が強調されるように、オトガイ筋付着部の内面を削って強調する。また小帯部や咬筋影響部も削って強調しておく（**図89**）。

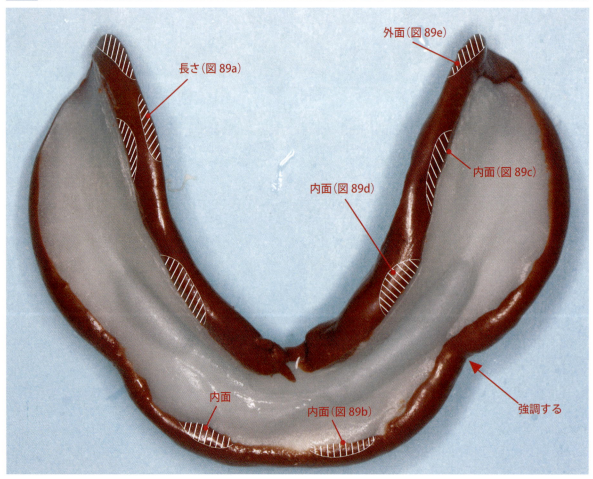

図88 トリミングの部位を覚える

図88 ここが重要！ 図89に示すように斜線部をトリミングする。よい義歯のイメージがあればトリミングができる。

図89 よい義歯のイメージに従い、トリミングして形を整える

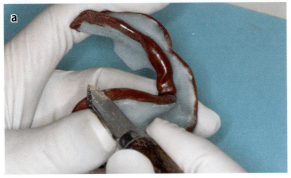

図89a 水平のルールに従って、舌下腺部から移行するように顎舌骨筋線部の長さを修正する。

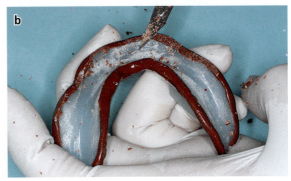

図89b 唇側はオトガイ結節を意識して内面を削る。

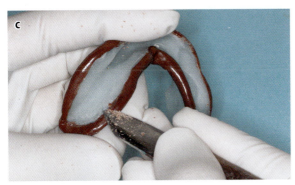

図89c 顎舌骨筋線部では内面を削る。

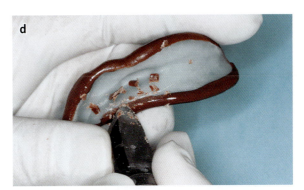

図89d 下顎隆起を想定し、舌下腺部も内面を削る。

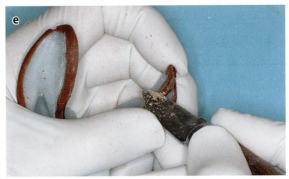

図89e 後顎舌骨筋窩にむかって、外面を削ることでS字カーブを強調。

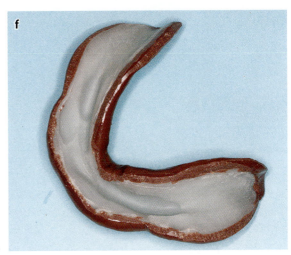

図89f コンパウンドの削除、修正が終了。

3） ウォッシュインプレッションは、大きく動かす

　流れのよいシリコーンゴム印象材で最終印象（ウォッシュインプレッション）を行う（**図90**）。ウォッシュインプレッションでは、すでに決めた辺縁形態が長く延びたり、厚くなりすぎたりしないことに留意する。そのため、辺縁形成時とは異なり、大きく舌や頬を動かして余分な印象材を排除する。
　印象材をトレーに盛る際には、スパチュラを用いて必ずコンパウンドの辺縁を覆うように外側まで盛り、印象材が流れやすいようにする。
　口腔内に挿入したら、両手の拇指と示指でフィンガーレストと下顎下縁を挟むように押さえ、すぐに閉口させる。舌を前方にださせ、上唇を舐めるように大きく左右に振らせる。この運動によって舌側、特に顎舌骨筋線部の余剰な印象材が排除される。次に舌の安静位をとらせ、トレーが安定したら、片方の指でトレーを押さえたまま、あいた側の指を片側ずつ持ち替えて、頬を内方にひっぱる。また、口唇をつまんで動かして、余剰な印象材を排除する。両側の頬を口角の高さで外側から押さえ、かつトレーを持つ手の親指で口唇を上方に軽く牽引し、その状態で硬化を待つ。硬化したら口腔内から取りだし、後顎舌骨筋窩部などで薄くはみでた部分は、ハサミで切りとる。

図90 ウォッシュインプレッションの流れ

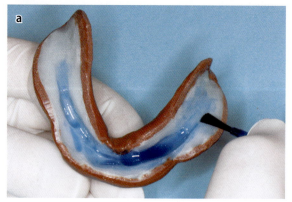 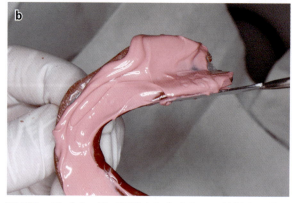

図90a シリコーン用接着材の塗布。辺縁の外側まで塗る。

図90b スパチュラで辺縁を包むように、外側まで盛りつける。

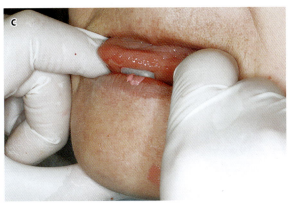

図90c 舌を前方に突出させる。

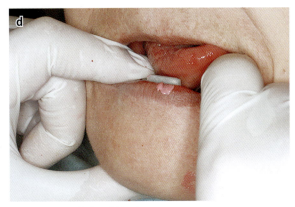

図90d 舌を左右に振らせる。

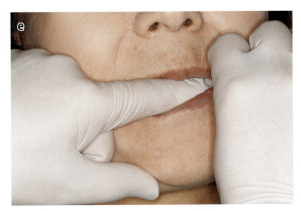

図90e 頬をひっぱる。

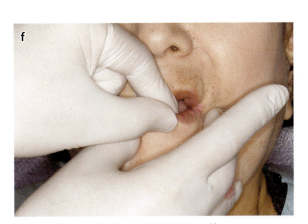

図90f 頬、口唇を絞ったままで硬化を待つ。

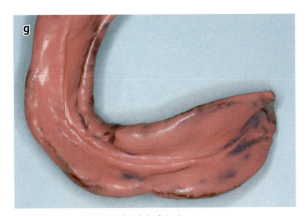

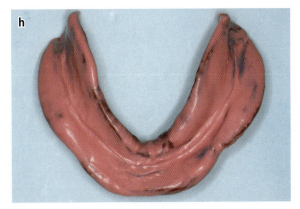

図90g、h 下顎の印象が完成した。

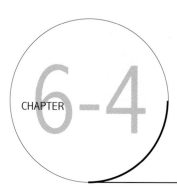

上顎辺縁形成の実際

1) 上顎の辺縁形成の流れ

　上顎の辺縁形成でも後方のハミュラーノッチ付近から唇側正中まで半側を一気にコンパウンドを添加する。お湯で濡らした指でつまんで、個人トレー辺縁から移行するようにして形態を整える（**図91a**）。この時、厚くすべき場所はどこかを意識して添加するコンパウンドの量を調整する。口腔内にトレーを入れたら、口蓋の中央を右手の示指1本で押さえる。閉口させて頬や口唇の緊張が解けたら、左側の拇指と示指で、下顎の頬側と同様に、口角の高さで頬を内側に押さえる（**図91a**）。この時、口蓋を押さえている右側のフリーになっている拇指で軽く上唇を下方に下げる。

　上唇小帯や頬小帯は下顎よりも明瞭な場合が多い。それぞれの部位を軟化して形成するのであるが、少しだけ小帯部コンパウンド追加して行った方が明瞭に印記できる（**図91b〜d**）。上唇小帯は上方に、頬小帯は後方にひっぱった状態で個人トレーを入れる動作は前述したとおりである。

　最後に後縁の辺縁封鎖を確実にする（**図91e、f**）。この部位で唯一、融点が低く、流れのよいグリーンのコンパウンドを使う。左右のハミュラーノッチ部にコンパウンドを添加し、トレー挿入後大きく開口させる。これにより翼突下顎ヒダが2本の線として印記される。内面にはみだしたコンパウンドを除去し、次いで後縁全体にコンパウンドをバタフライ状に添加する。お湯でテーパリングしてから口腔内に挿入し、強く圧接する。最後に口蓋を押す指を離し、トレーの柄をつまんで下方に引き、外れることなく十分な維持が得られていることを確認する。

図91 後方から一気に行う上顎辺縁形成の流れ

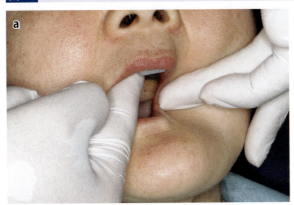

図91a ここが重要！ 右手の示指で口蓋中央部を押さえ、咬合面付近で頬を押す。口蓋部を押さえる示指の位置が常に同じ場所であることが重要。

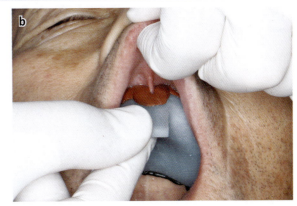

図91b 上唇をひっぱったままでトレーを入れると、小帯が明確になる。

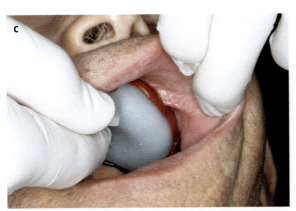

図91c 頬小帯は後方に引いて挿入する。

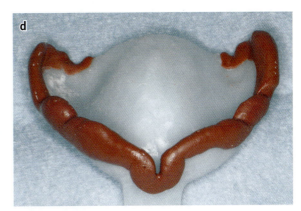

図91d 口腔前庭部の辺縁形成が完了。

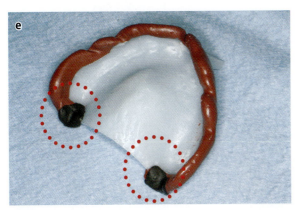

図91e ハミュラーノッチ部にコンパウンドを添加し、翼突下顎ヒダをはじめに印記させ、次いでポストダム部と2回にわけるとやりやすい。

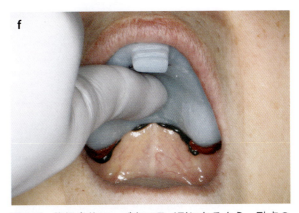

図91f 後縁全体に、バタフライ形になるよう、融点の低いコンパウンドを添加し、口腔内に強く圧接する。トレーの柄を引いて、維持が得られることを確認する。

2) 上顎も、トリミングで成否が決まる！

　上顎も最後はトリミングで形を整える。小帯部は深めに削って強調しておく。上顎結節の内側と前歯部唇側内面を少し削って緩めにする（図92）。こうすることで、ウォッシュインプレッションで個人トレーの浮き上がりを防ぐ。同じ理由からラウンドバーで口蓋部に遁路を数か所あけておく。前歯部にフラビーガム組織があれば、そこにはさらに遁路を多く設定する。

図92　最後はトリミングで形を整える

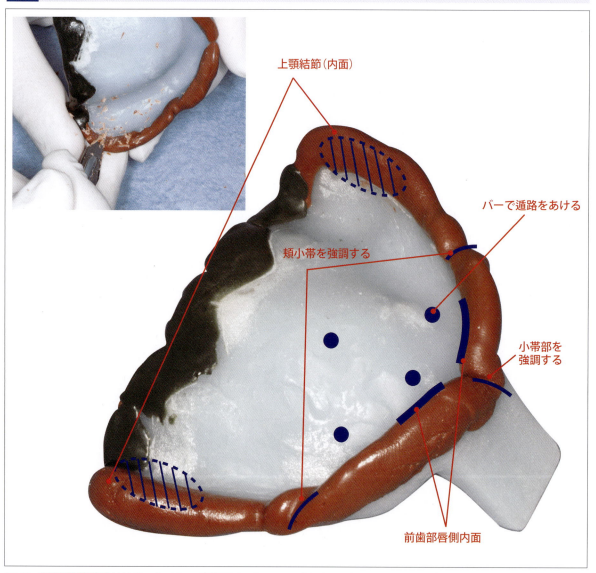

図92　**ここが重要！** 斜線部のトリミングが重要。トリミングを適切に行えるかで結果が異なる。

3) ウォッシュインプレッションで、浮かせない

　シリコーンゴム印象材を下顎と同様に辺縁外側まで盛る（**図93**）。上顎ではトレーが浮くことを注意すべきだが、気泡が入っても困る。さらに後縁に多く流れでるのも避けたい。そこで、遁路を設けて口蓋中央は多めに、顎堤頂付近は少なめに盛る。最後に後縁部はスパチュラでさっとこすり取るようなイメージで印象材を盛るとよい。

　口腔内に挿入したら後方からトレーを戻す。前歯部の顎堤吸収が少ない場合は唇側顎堤にトレー内面があたってトレーが浮きやすい。そこで、唇側が納まる直前にトレーの柄を持って、いったん前方にわずかに引いてぶつかるのを避け、次いで斜め下方から上内方にむかってトレーをしっかりと押しつける（**図94a～c**）。トレーが確実に戻ったら、辺縁形成時と同じように口蓋中央部を右手示指1本で押さえ、左手示指と拇指で頬を内側に押しつける。右手の拇指で上唇を引き下げて硬化を待つ（**図94d**）。

図93 シリコーンゴム印象材を辺縁外側まで盛る

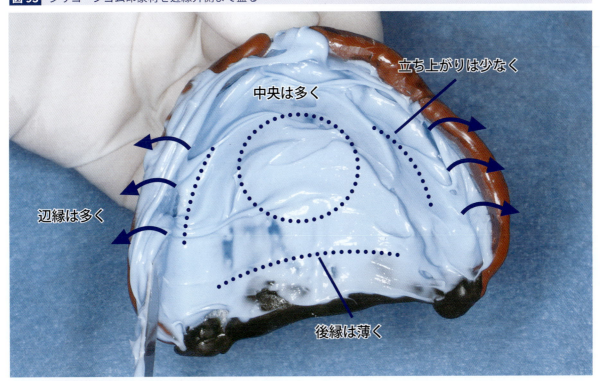

図93 ここが重要！ 印象材を盛る量を部位により調整する。

figure 94 いつもの手つきで操作する

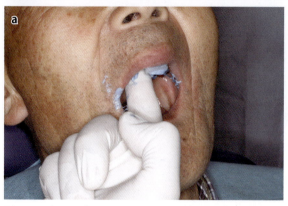

図94a 奥から合わせ、いったん手前にわずかに引いてから、上後方にむかって個人トレーを顎堤にしっかりと戻す。最後に示指1本で押さえる。

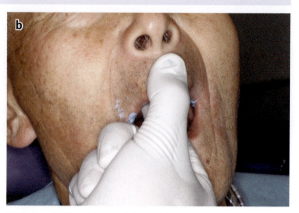

図94b 拇指で上唇を下方に引く。

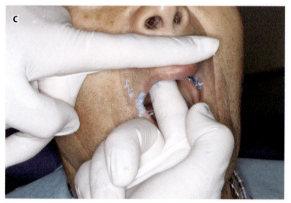

図94c 示指で押さえてもよい。

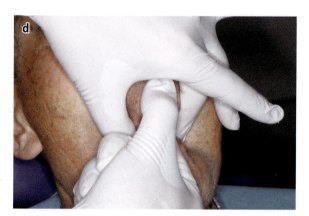

図94d いつもの手つきで頬を押さえ、硬化を待つ。

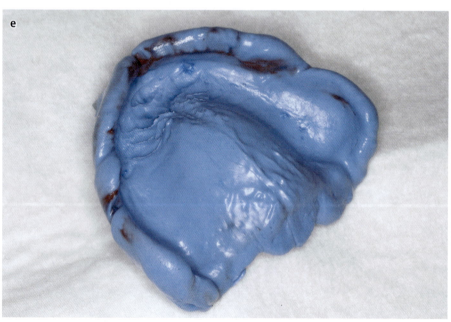

図94e 完成した上顎の印象。

Column 咬合圧印象と咬座印象

　咬合圧印象と咬座印象はよく似た手法で判別がつきにくい。咬合床で採得する場合を『咬合圧印象』、人工歯が排列されたろう義歯で採得する場合を『咬座印象』と呼ぶぐらいに思っていた。しかし、どうやらその意図する概念は異なっていたようだ。

　歯科補綴学専門用語集では、咬合圧印象は『機能印象の一つで、咬合床またはろう義歯をトレーとして用いて患者自身の咬合力によって義歯床下粘膜を加圧した状態で採得する印象』と定義されている。そうなると、ろう義歯でもその意図する目的によっては咬合圧印象と呼ぶらしい。

　しかし、そもそも咬合圧を加える意義は総義歯では少ないように思う。部分床義歯ならば歯根膜と粘膜の被圧変位量を補正するという観点から、加圧することの意義は十分にある。しかし、もともと粘膜が薄く、かつ咀嚼時の粘膜に加わる力の方向が一定ではない総義歯では、加圧することの意義は少ない。むしろ、Part 3（**P.158 の図 16**）で解説するところの咬合のわずかなズレを印象で補正するという目的こそ、実情に合っている。そう考えると、咬合床よりも人工歯が排列されたろう義歯の方が、より確実に咬合の修正が実現できるように思う。

　咬座印象の提唱者である矢崎正方教授（1955）が述べた『義歯製作途中に生じる歪みを最終段階において修正することを主目的とする』という言葉は意味深い。

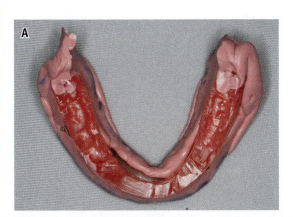 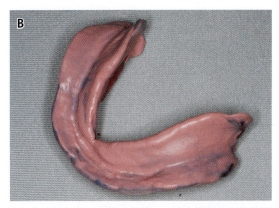

図 A、B　咬合床を用いた咬合圧印象。加圧することを目的とするならば、意義は少ない。咬合採得と印象採得を同時に行えるので、治療回数が減ることが利点と考える。

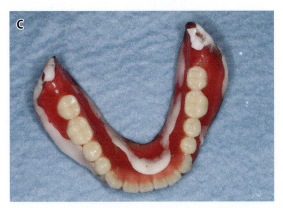 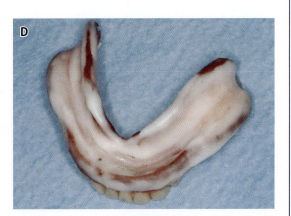

図 C、D　ろう義歯を用いた咬座印象。最終段階において、わずかな咬合のズレを粘膜面で補正できるので、予後は比較的、優れる。

CHAPTER **7**

かなり使える！
シリコーン
1回辺縁形成法

基本的な手技は、コンパウンドを使う方法と変わらない

 ボーダータイプのシリコーンゴム印象材で辺縁形成する方法を one step border molding とも呼ぶ。基本的な手技はモデリングコンパウンドを使う方法とほとんど同じと考えてよい。前述したように一部だけを意図的に大きく延ばすことは不向きなので、個人トレーの外形チェックはより慎重であるべきだ。
 上顎については、後縁部まで含め、全周を1回で行う（**図95**）。個人トレーの全周に接着材を塗布し、そこにボーダータイプのシリコーンゴム印象材をガンを使って巻きつける。口腔内に挿入したら口蓋中央を右手の示指で押さえ、左手の拇指と示指で咬合面付近の高さで頬を内側に絞る。次いで右手の拇指で上唇を下方に下げる。これらの手つきはコンパウンド印象と何ら変わるところはない。
 下顎についても上顎と同様に全周を同時に巻き、コンパウンド印象と同様な手つきで辺縁形成を行う（**図96**）。不慣れな場合は、頬側をやってから舌側というように2回にわけてもよい。さらに、顎堤吸収の大きな症例では、辺縁だけでなく、内面全体にシリコーンゴム印象材を盛って辺縁形成を行う方がずっとうまくいくようだ。
 辺縁形成が終わったら、やはりコンパウンド印象と同じようによい義歯のイメージに従って辺縁のトリミングを行う。無歯顎では、顎堤粘膜をできるだけ加圧しない方がよい。内面に入り込んだ1回めのシリコーンゴム印象材は、すべて削除してから、ウォッシュインプレッションに移った方が予後がよい。辺縁の厚さを調整し、S字カーブや小帯部の強調、上顎結節内面の削除などまったく同様である。最後に内面全体に接着材塗布し、流れのよい接着材でウォッシュインプレッションを行って完成となる。

図95 シリコーン1回辺縁形成法　上顎

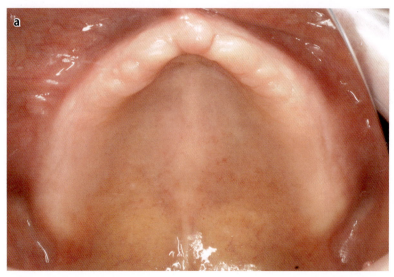

図 95a　上顎は顎堤吸収が少ない場合も多い。シリコーン1回辺縁形成法が適応しやすい。

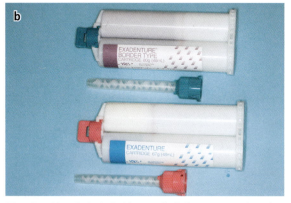

図 95b　使用した印象材。エグザデンチャーボーダータイプ（ジーシー）とウオッシュ用のエクザデンチャー（ジーシー）。

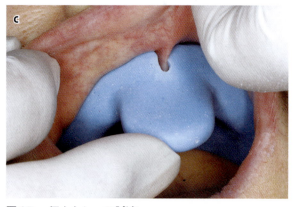

図 95c　個人トレーの試適。

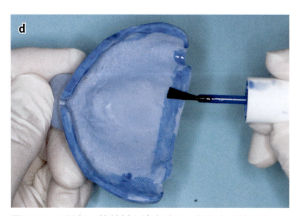

図 95d　辺縁部に接着材を塗布する。後縁部も忘れない。

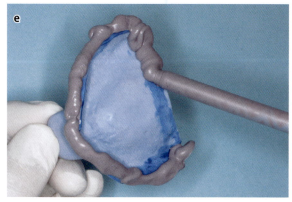

図 95e　辺縁全体にボーダータイプのシリコーンゴム印象材を巻く。

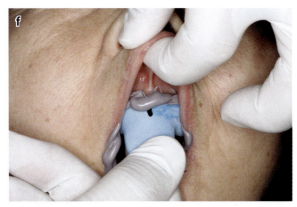

図 95f 上唇小帯をひっぱった状態で口腔内にトレーを挿入する。

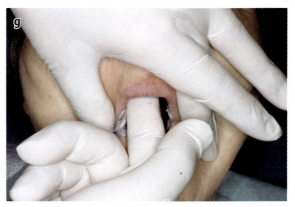

図 95g 手つきはコンパウンド印象とまったく同じ。

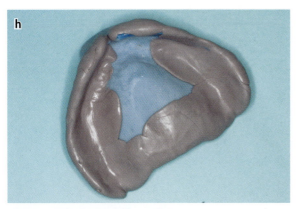

図 95h 採得された印象。口蓋部へとシリコーンゴム印象材が入りこんでいる。

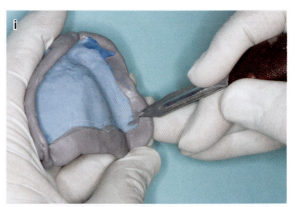

図 95i ここが重要！ 辺縁部を残してトリミングする。無歯顎は、粘膜をできるだけ加圧したくないとの考えから、内面に入ったシリコーンゴム印象材は必ず除去した方がよい。

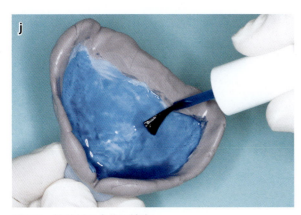

図 95j 接着材を全体に塗布。

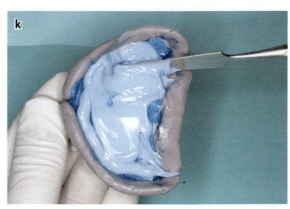

図 95k ウォッシュインプレッション用シリコーンゴム印象材を盛る。

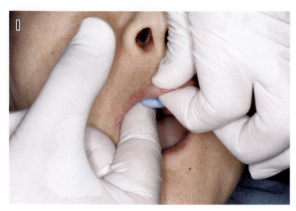

図95l 示指1本で口蓋部を押さえ、上唇を下方に引く。

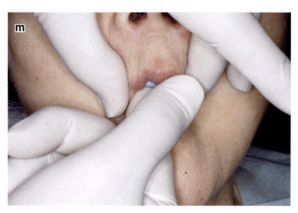

図95m 頬を絞って硬化を待つ。

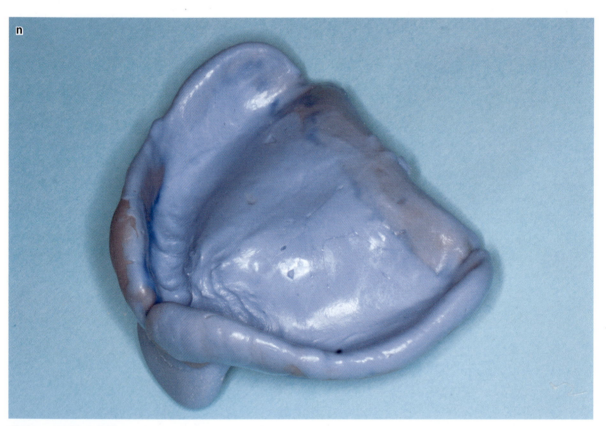

図95n 完成した印象。

図96 シリコーン1回辺縁形成法　下顎

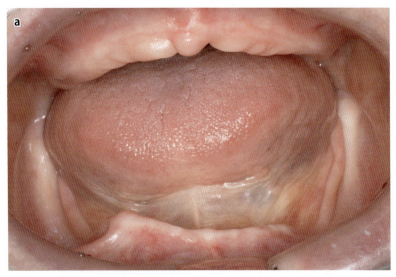

図96a　下顎は、顎堤吸収が著しい場合が多い。

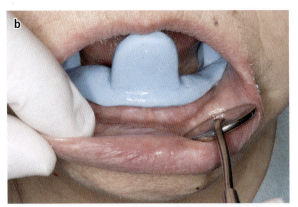

図96b　トレーを試適、辺縁とのスペースを確認する。

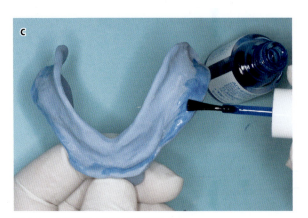

図96c　辺縁部に接着材を塗布する。

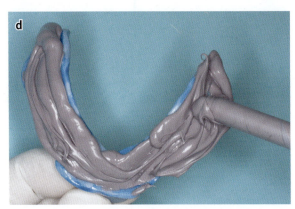

図96d　顎堤吸収が大きい場合は辺縁だけでなく、内面全体に盛る。**（ここがポイント！）**

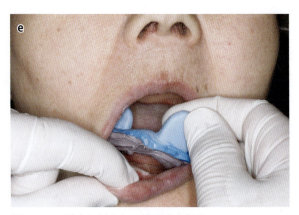

図96e　口腔内に挿入し、筋形成を行う。

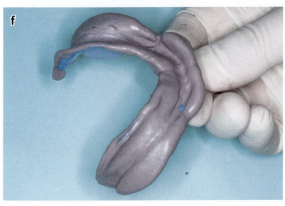

図96f　内面全体にボーダータイプのシリコーンゴム印象材が流れている。

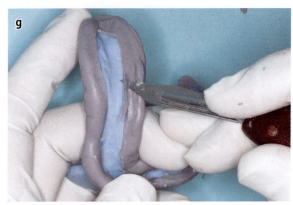

図96g　**ここが重要！** 内面を加圧しないように、辺縁部を残して削除する。

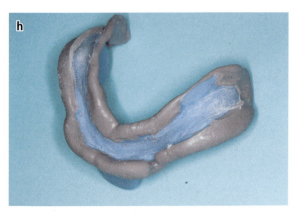

図96h　S字カーブを強調するように内面を削除。

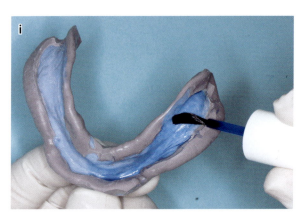

図96i　接着材の塗布。

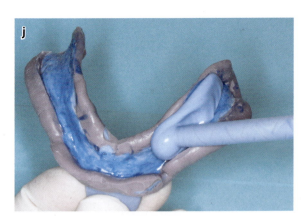

図96j　流れのよい印象材でウオッシュする。

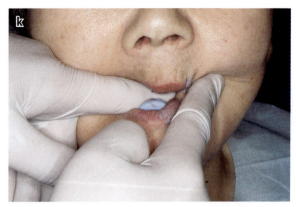

図96k　口腔内での筋形成。

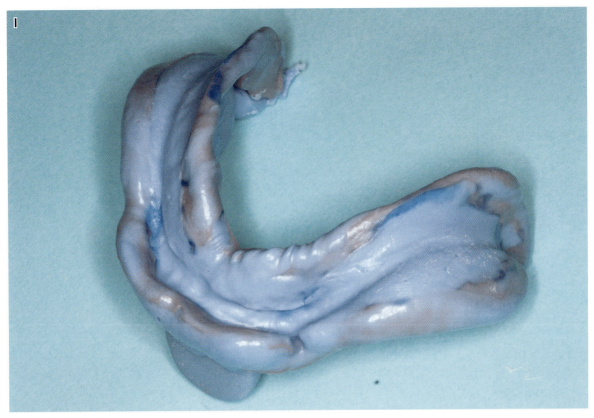

図 96l 印象が完成。

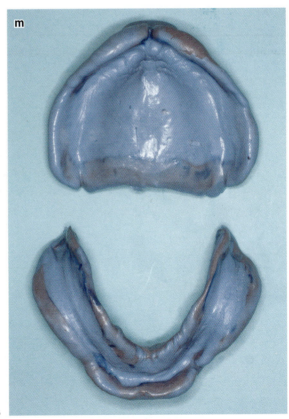

図 96m 印象が完成。

PART 2 精密印象採得をマスターするための7つのルール

138

PART 3

リラインをマスター するための ５つのルール

もはや新製義歯だけがすべてではない

CHAPTER 1

長期使用により起こる
問題を理解する

CHAPTER 1-1

変化は、生体・義歯の両方に起きてくる

　高齢者においては新しい環境への適応が難しいとの理由から、使用中義歯の新製には慎重であるべきだ。しかし、どんなに完璧な総義歯を製作したつもりでも、長期間使用していれば、「義歯が外れやすくなった」、「物がはさまるようになった」とか、「噛みにくくなった」、さらには「噛むと痛い」いった不都合が生じる。これらの原因には生体側における変化と義歯側における変化がある（**図1**）。それぞれ独立した原因であることは少なく、両者が複合して事態を悪化させている場合が多い。それらのほとんどに生体側の変化として、顎堤の吸収が関わっている。

　そこで、顎堤吸収に対する粘膜面に対しては、義歯を新製するのではなく、使用中義歯のリラインという対応をファーストチョイスとして考える時代となってきたように思う。本章では特にリラインについて、硬質裏装材と軟質裏装材の根本的な違いと、関連するティッシュコンディショナーの使いわけについて解説する。

図1 総義歯長期使用によるトラブル

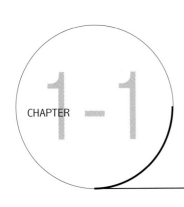

1. **生体側の変化**
　顎堤の吸収
　習慣性の下顎位の偏位

2. **義歯側の変化**
　人工歯の咬耗、人工歯の破損・脱離
　義歯床の破損・破折
　義歯床の変色

図1 トラブルの原因には、生体側の変化と義歯側の変化があり、両者が複合して事態を悪化させる。

1 顎堤の吸収の原因となるもの

1）口腔内と全身状態の要因の合算として起きてくる

　顎堤吸収は継続的に進行し、上顎よりも下顎で大きい。一般に維持・安定が得にくい下顎において垂直的には年間0.4～0.5mmの顎堤吸収が進行することが報告されている。骨の吸収は口腔内の要因と全身状態の要因の合算として現れる（**図2**）。口腔内の要因とは、いわゆる義歯の良否である。不出来な義歯は動揺が大きく、その動きが骨の吸収を早める。上顎前歯部に見られるフラビーガムなどはそれにあたる。全身の要因とは、患者の全身疾患の有無で、例えば骨粗しょう症や糖尿病などがあると骨吸収が早まる。上顎は口腔内の要因が大きく、下顎では全身状態の要因がその多くを占めるとされている。

　総義歯を必要とする患者は高齢者で、それも大多数が後期高齢者であることから、何らかの全身疾患を1つ以上は有していると考えてもおかしくない。したがって、総義歯患者の顎堤の吸収は日々進行していると思うべきであろう。

図2　顎堤吸収は、口腔と全身の要因の合算

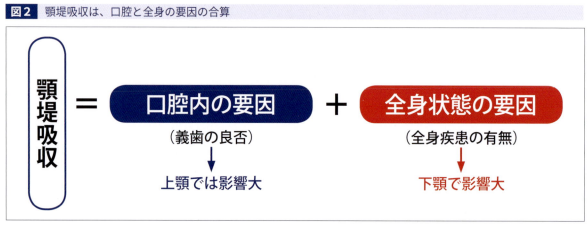

図2　顎堤吸収の要因。

2）顎堤の吸収は、均等には進行しない

また、顎堤の吸収は義歯床下において全体が均等に進行するわけではない。吸収しやすい部位とそうでない部位がある。このそうでない部位が支点となることで義歯のガタツキが生まれ、噛みにくさや痛みとなって現れる。材料学的にはこれら支点を挟んで、繰り返し義歯がたわむため、義歯床用材料は疲労し、義歯の破損、破折へとつながる（**図3**）。また、顎堤の吸収で義歯と義歯床下組織との相対的な位置関係も変化し（**図4**）、咬合接触関係が狂ってくる。そこで生じた人工歯の早期接触は義歯の動揺を助長し、骨吸収を早めるとともに、過度な咬耗やチッピング、人工歯の脱離にもつながる。そのため、破折した義歯床や人工歯を単に接合しただけでは同じ破折を繰り返すことが多い。義歯修理時には義歯床内面の適合のチェックと咬合接触関係のチェックは必須であり、リラインと咬合調整が必要となる場合がほとんどである。

そこでPART 4においてはリラインに着目し、以下にその術式を中心に解説する。

図3、4 顎堤吸収は、義歯の破折と下顎の前方偏位を招く

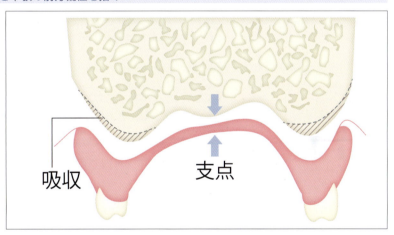

図3 吸収が起こらない部位を支点として義歯がたわみを繰り返す。

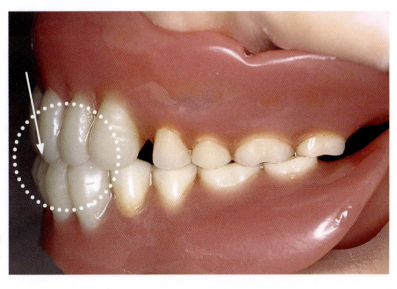

図4 **ここが重要！** 義歯を長期に使用すると顎堤吸収と義歯の咬耗が複合して、下顎が必ず前方に変位する。

CHAPTER **2**

リラインの前に
やるべきこと

CHAPTER 2-1 結局、意味は変わらない リラインとリベース

　リラインとリベースは混同して使用されやすいが、歯科補綴学専門用語集では以下のように定義されている。

　リラインとは、「義歯床粘膜面の1層だけを新しい義歯床用材料に置き換え、義歯床下粘膜との適合を図ること。人工歯に異常所見はなく、また咬合関係に異常が認められず、義歯床粘膜面の適合が不良な場合に適用される」。

　また、リベースとは、「人工歯部以外の義歯床を新しい義歯床用材料に置き換え、義歯床下粘膜との再適合を図ること。人工歯の咬合関係は正しいが、義歯床粘膜面の適合が不良な場合に適用される。」

　このように、粘膜面一層だけを取り替えるか、人工歯以外をすべて取り替えるかの違いだけで、基本的なところに違いはない。ただし、人工歯以外をすべて取り替えるくらいならば、新義歯を製作する方がむしろ簡単で、費用対効果も高いと思われる。実際の臨床でリベース経験することはほとんどないため、以下リラインについてのみ、解説することとする。

CHAPTER 2-2 リラインを行うにあたって必要な検査

　さて、リライン・リベースの定義を見るに、適応症は咬合関係に異常が見られない場合となっている。しかし、前述したように、義歯の長期使用に伴って、顎堤吸収が進めば、必ず咬合接触関係が幾ばくかは変化し、さらにレジン歯など、使われている人工歯の種類によっては咬耗が進んでいることは普通に見られる。そこで、リラインを行うに際しては、義歯床粘膜面の適合検査だけではなく、下顎位を含む咬合関係の検査が必要で（**図5**）、咬合関係を改善してからリラインをという手順になるようだ。

　また、顎堤に大きな潰瘍や広範囲な発赤が見られた場合には、すぐにリラインを行うことはできない。まず粘膜調整を行い、改善を待ってからという手順になる。そこで、粘膜面の検査も欠かせないことになる。

図5 リラインを行う前には、咬合関係や顎堤粘膜の検査も必要

1. 義歯床と顎堤との適合検査
2. 下顎位を含む咬合関係の検査
3. 顎堤粘膜の検査

図5 リラインに必要とされる検査。適合試験だけではない。

1) 義歯の適合検査

「義歯が落ちやすい」、「義歯が緩い」と患者が訴えたとしても、すぐにリラインと短絡的に考えてはならない。その原因が必ずしも顎堤の吸収による義歯床粘膜面の適合不良にあるとは限らない。義歯の維持・安定には咬合の関与が極めて大きい。咬合調整をするだけで、義歯の維持力が大きく回復することも多い。特に上顎の場合ではそれほど早期に顎堤吸収が進行することは少ない。そこで、吸収による不適合があるのかないのかの適合検査が重要である。

ホワイトシリコーンを使った義歯の適合検査では、手指で垂直に押した場合と、咬合させた場合とで、2つにわけて判断することが大切である。また、ホワイトシリコーンの盛る量と場所の判断も重要である。シリコーンの量が多いと逃げ場を失ったシリコーンで義歯が浮き、結果として厚いシリコーンの層ができあがる（図6）。上顎の口蓋部によく見られる失敗だが、この厚い層をもって、その義歯に必要なリライン量と判断してはいけない。ホワイトシリコーンは吸収が疑われる部位に必要最小限というのが原則である。『ケチほど分かるシリコーン』ということで、ホワイトシリコーンの盛り過ぎには注意したい（図7）。また、リラインに際しては、内面の適合性ばかりでなく、実際には辺縁の長さや厚みの改善も同時に意図する場合も多い。そこで、ホワイトシリコーンを盛った義歯を口腔内に挿入したら、手指でしっかり義歯を押さえたあと、頬や舌を大きく運動させて辺縁部の確認も行いたい。

| 図6、7 | ホワイトシリコーンは、盛る量と場所で結果が異なる。ケチほど分かるシリコーン |

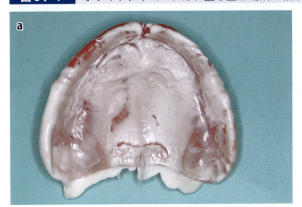

図6a　手圧で押したが量が多かった。

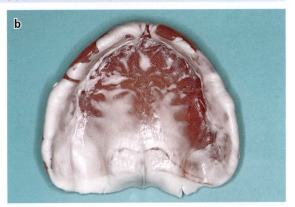

図6b　適量を盛り咬合させた。左側の臼歯部の咬合が甘い。

「どこに盛ったの、なぜ盛ったの、押すと噛ますじゃ大違い、
　　　　　　ケチほど分かるシリコーン」

盛る場所と量を考える。手圧か、咬合させるかで結果は異なる。

図7　シリコーン適合試験材のルール。

2) 咬合の検査

　咬合の検査としては、咬合紙による咬合接触関係の検査ばかりでなく、下顎を誘導しての下顎位の検査もあわせて行いたい。長期症例を見ると、義歯が徐々に前方に偏位している場合が多い。装着時にたしかに付与した水平被蓋が、いつの間にかなくなり、下顎前歯が上顎前歯にぶつかっていることも多い（**図8**）。簡単な咬合調整ですむのか、それとも大がかりな咬合面再形成まで必要なのかで対応が異なる。下顎位の変更まで必要となると、口腔内だけではなかなか修正が難しい。咬合器装着となると多くの先生では敷居が高くなるかもしれないが、チェックバイトを採得し、口腔外で咬合器に装着しての咬合の修正がやはり望ましい（**図9**）。

　ただし、下顎義歯のリラインを前提とした咬合調整となると、多少ラフでも構わない場合も多い。左右側の何か所かで咬頭嵌合していれば、咬合させてのリラインにより、自然と咬合関係が修正されることもある。その詳細は次項で解説する。

図8、9 長期使用は水平被蓋を減少させる

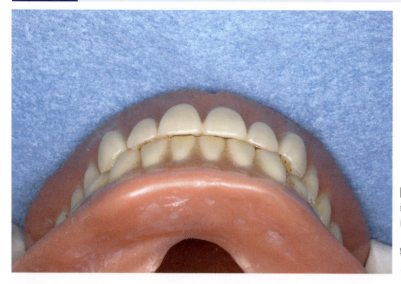

図8 **ここが重要！** 水平被蓋の減少。義歯の長期使用により下顎は必ず前方にでてくる。そのため装着時には付与してあった水平被蓋が、なくなって下顎前歯が上顎前歯にぶつかっていることもある。

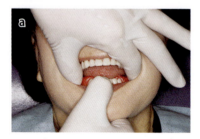

図9a 中心咬合位でチェックバイトを採得。

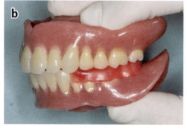

図9b バイト材はパラフィンワックスでも構わない。

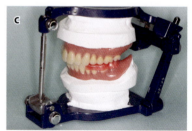

図9c 咬合器装着。大がかりな咬合面再形成ならば、咬合器上で行いたい。

3 顎堤粘膜の検査

　痛みの原因が不適合による義歯の動揺によるものであっても、すぐにはリラインすることはできない。そのため、顎堤粘膜の検査は大切である。粘膜腔内に褥瘡性潰瘍（**図10a**）など明らかな粘膜に病変がある場合には、それらの改善をまってからリラインをするべきであろう。このような処置を粘膜調整（ティッシュコンディショニング）と呼び、それに用いる材料がティッシュコンディショナーである。後述する軟質裏装材の適応症か否かを判断するためには、一端、ティッシュコンディショナーを用いて、改善がみられるか否かの確認が必要となる。ただし、ティッシュコンディショナーを敷けば自然と痛みが改善し、よい義歯形態が採得できるとの誤解もあり、それについては次項で解説する。

　また、粘膜に広範囲な発赤が見られる症例では、義歯の適合というよりも、義歯の汚れが原因である場合も多い。このような義歯性口内炎（**図10b**）では義歯の清掃指導が極めて重要であり、患者だけではなく、家族や介護者への指導も欠かせない。

図10　汚れなのか、あたりなのか、鑑別が大切

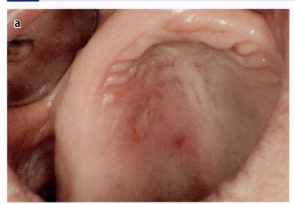
図10a　褥瘡性潰瘍。義歯のあたりが原因。

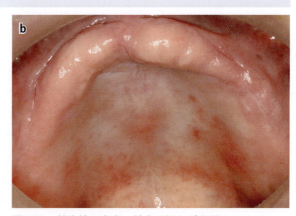
図10b　義歯性口内炎。義歯の汚れが原因。

CHAPTER **3**

ティッシュ
コンディショナーは
魔法の材料か

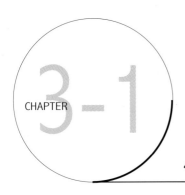

CHAPTER 3-1 用途を考えた製品選択が必要

　ティッシュコンディショナーは、歯科補綴学専門用語集では、「義歯床粘膜面に使用され、異常な形態、性状を呈する義歯床下粘膜を健康な状態に回復させるために用いる材料」と定義されている。すなわち粘膜調整を目的とするが、臨床の場では、痛みをおさえるための緊急避難的な使い方が主となっているように思う。その他にダイナミック印象材としての使用も主たる目的となる。ティッシュコンディショナーの流動性低下時間は製品によって大きく異なる。テッシュコンディショニング効果をうたって、長時間軟らかさが持続する製品もある。ティッシュコンディショナーを印象材として使うのか、粘膜調整材として使うのか、使用期間も考慮して製品選択がなされなければならない。

1) 粘膜調整材としてのティッシュコンディショナー

　痛みをおさえることを目的とするには、咬合力の適正な配分と咬合力の支持域の拡大が必要である。痛みのある部位にはティッシュコンディショナーの厚みをできるだけ確保し、緩圧効果を期待する。また、支持域拡大という点では頬棚への延長がなされているかをチェックし、不足があれば無理にでも延ばす必要がある。ティッシュコンディショナーだけで大きく延長すると変形しやすい。外側から即時重合レジンを筆積みで足し、補強するとよい。

　なお、ティッシュコンディショナーは短期間に劣化するため頻回の張り替えが必要となる。張り替え時にレジン床との境界が分かりやすく、ティッシュコンディショナーの厚みも判断しやすい白色がよい。ピンク色のティッシュコンディショナーは、すぐに取り替えられない時や貼付を気づかせたくないという状況など、訪問診療における特別な場合には、邪道ではあるが、使い道があるかもしれない。

2) ダイナミック印象材としての ティッシュコンディショナー

　印象材としてのティッシュコンディショナーには、ずいぶんな期待があるように思う。治療用義歯とか、プロビジョナルデンチャーを使う義歯製作方法にもティッシュコンディショナーが使われる。そこで問いたい。ティッシュコンディショナーをひけば、自動的に機能的な辺縁形態ができあがるのだろうか。また、大家と呼ばれる先生とその自称弟子の先生とでは義歯に大きな違いが見られる場合が多いのはなぜか。これらの回答はすでに PART 2 で述べたとおりで、ティッシュコンディショナーも多く盛ればそれだけ外側にはみだし、辺縁が厚くなる。術者が適切にトリミングする必要がある。また、トレーとなる義歯の外形にも影響を受ける。トレーがよければよい印象が採れる。PART 2 で述べた印象採得のルールは、ダイナミック印象材においても同様で、ほどほどの形態を有した義歯でなければ、成功はおぼつかない。ティッシュコンディショナーはけして魔法の材料ではないのである（**図 11 ～ 14**）。

図 11 ～ 13 ティッシュコンディショナーで考慮すべき 3 つの項目

①痛みをおさえたい	②ダイナミック印象材として
①短期 ②ある程度長く	①数日使わせて ②その日に預かる

図 11 使用目的に合わせたティッシュコンディショナーの選択。

①咬合力の適正配分	②咬合支持域の拡大
痛みの強いところは厚さを考慮	無理矢理延ばす

図 12 痛みをおさえるために必要なこと。

---

1. トレーとなる義歯の形態に最終的な印象形態が影響される

2. 咬合関係が変化しやすい

3. 咬合圧の配分とティッシュコンディショナーの厚さ

図 13 **ここが重要！** ティッシュコンディショナーでの印象上の問題点。

図14 目的に合わせたティッシュコンディショナーの使い方

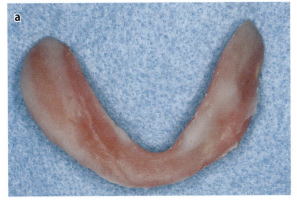 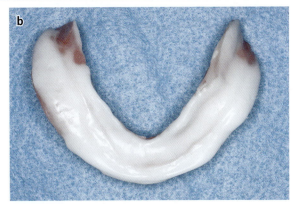

図14a、b 同一患者での対応。粘膜調整の場合は、ティッシュコンディショナーの厚みを確保する。標準粘調度より硬めに練って、ややコシがでてきた時に装入すること。はじめは強く噛ませないこと。

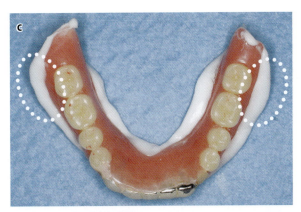 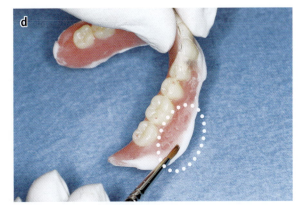

図14c、d ここが重要！ 大きく延ばした場合は、即時重合レジンを外側から筆づみで足して補強する。

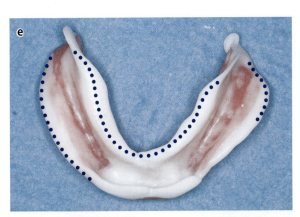 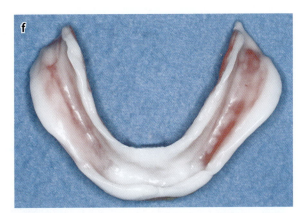

図14e、f ここが重要！ ダイナミック印象の場合は床縁のトリミングを忘れない。どんな印象法でも結局は、義歯のイメージに従ってトリミングすることが重要。

CHAPTER **4**

硬質リラインの
ポイント

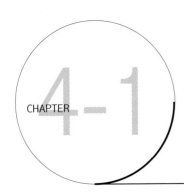
リラインには、直接法と間接法がある

　リラインには直接口腔内で義歯床粘膜面を新しい裏装材で置き換える直接法と、口腔内で使用中義歯を使って印象採得を行い、そのまま義歯を預かり技工室で義歯床粘膜面を新しい裏装材で置き換える間接法がある。間接法については後述する軟質裏装材の項にゆずり、ここでは実際に臨床の場で多く行われている直接法について説明する。

CHAPTER 4-2 上顎総義歯のリライン

1) 上顎では咬合させず、手圧が大事

　総義歯においては上顎と下顎で対応を変える。上顎のリラインについては手圧、すなわち手指で顎堤に対して垂直に強く押しつけることで硬化を待つ（**図15**）。義歯は咬合させるとどうしても前方に偏位しやすい。しっかりと噛み合っているようでも大臼歯部の咬合が甘いと、口蓋後縁に隙間ができやすい（**図16**）。そのような状態で咬合させてのリラインを行えば、Denture Spaceではない吸収しないはずの口蓋部に裏装材が入り込み、異物感の強い分厚い義歯となる。特にフラビーガム症例では義歯の前方偏位が大きいことから、咬合時に義歯が落ちやすい。それを直すとの理由で咬合させてのリラインを行えば、厚い口蓋床となるばかりか、裏装材がフラビー部を加圧してフラビー組織を前方に倒し、いつまでたっても痛みがおさまらなくなる。フラビーガム症例で咬合させてのリラインは禁忌と考えたい。

図15、16 上顎は手圧で！ 咬合させると口蓋が厚くなる場合がほとんどである

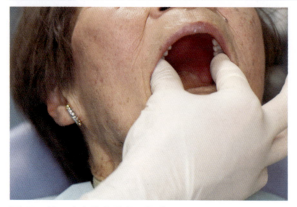

図15 第一大臼歯を垂直に押す。

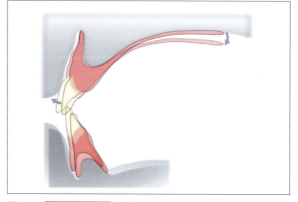

図16 **ここが重要！** 義歯は、咬合時に前方に偏位しやすい。この状態でリラインすると、口蓋後縁が厚くなってしまう。

2) 上顎では、全面をリラインする状況は少ない

　ただし、上顎においても、ホワイトシリコーンを盛り、咬合させての適合検査を行い、適切な咬合関係が得られていることが確認できているならば、咬合させてのリラインも許容される。しかし、そのような状態でリラインが必要かは疑問でもある。前述したとおり、上顎口蓋部は顎堤吸収はないので、上顎では義歯床全体をリラインするという状況はきわめて少ないだろう。ポストダムを忘れた、もしくはポストダムを強化したいとの理由で、後縁部だけに裏装材を用いることが多い（**図17**）。

　上顎のリラインにより、まず片顎の動きがおさえられるので、それに噛み合う下顎の咬合関係は判断しやすくなり、下顎のリラインも容易となるだろう。

図17 口蓋後縁部に盛ってポストダムを強化する

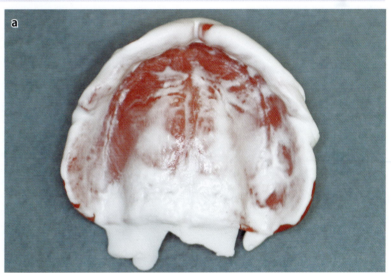

図17a 咬合させての適合試験。適合は良好だが、わずかに後縁部にスペースがみられる。

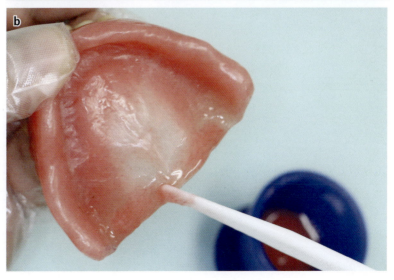

図17b 後縁封鎖を強化するために、後縁部だけにレジンを盛る。

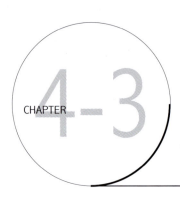

CHAPTER 4-3 下顎総義歯のリライン

1) 下顎は、咬合させてリラインする

　下顎総義歯の場合では、咬合させてリラインすることで、粘膜面の適合ばかりか、咬合接触関係の改善も、ある程度は期待できる。被圧変位量の大きな顎堤粘膜上で機能する総義歯の咬合はなかなか判断が難しい。咬合させてのリラインはわずかにズレた咬合関係を修正する一手法となり得る（**図18**）。咬合させることで人工歯の咬頭傾斜に従って義歯が偏位したとしても、義歯床粘膜面下に入り込んだ裏装材が顎堤と義歯床との間をしっかりと埋めることで、結果として義歯の偏位は起こらなくなる。まさに『義歯の咬合面と粘膜面は表裏一体』ということである。粘膜面のリラインにより、咬合の改善も期待できるということである。

　なお、こうするための臨床上のポイントは、入れたらすぐには強く噛ませないことである。スタート時点では裏装材のある程度の層を確保し、徐々に形態も含め適合、修正するイメージが大切である（**図19**）。

図18、19 義歯の咬合面と粘膜面は表裏一体

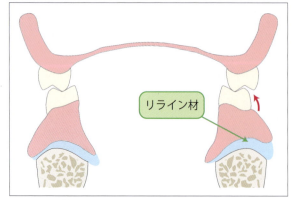

図18 ここが重要！ 咬頭傾斜に誘導されて上下人工歯が噛み合うことで粘膜面に生じたスペースをリライン材が埋め、粘膜面も咬合面も補正される。

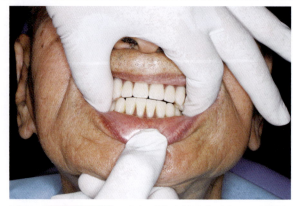

図19 ここが重要！ いきなり強くは噛ませない。下顎を誘導し、前方にでてこないことを確認してから始める。

2) 下顎では、対象となる義歯の形態が必ずしも適切とは限らない

　下顎総義歯のリラインにおいては、対象となる義歯の形態が必ずしも適切であるとは限らない。むしろ床縁の長さが不足していたり、部分的には長すぎたりする症例も多い（**図20**）。床縁の延長を含む義歯床外径の修正が必要な場合には、1回でリラインが完了すると思わないことである。まずは、硬めに混和した裏装材で床縁の拡大を図り、大まかな床縁形態を決定する。次いで、メーカー指定の標準混液比で混和した裏装材を盛り、ウォッシュするというように2回にわけて行うと問題は少ない。

　床縁の延長に適したパテ状ペーストの義歯床延長・補修用レジン（デンチャーエイドＬＣ®、ジーシー）が市販されている。これは光重合型レジンで、大きく延長したい場合には便利である（**図21**）。光重合型のリライン用レジンには、優れた特性を有する製品が多い（**図22**）。他にも　光重合型では操作時間が比較的自由に設定できるためアンダーカットの対応やはみだした部分の処理など、余裕を持って操作できる点がよい。ただし、最大の問題は、これら光重合型レジンは光照射器がないと使えないことである。ボックス型の光照射器の普及率を考えると常温重合型のリライン用レジンをメインとし、できるだけ低刺激、低発熱の製品を選択することにしている。

図20 使用義歯の床形態を修正してから、リラインに移る

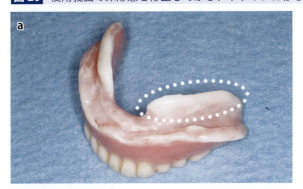

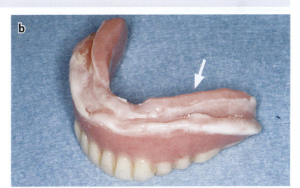

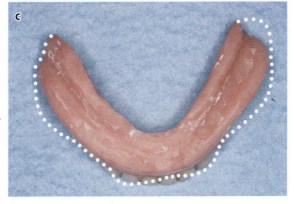

図20a 使用中義歯。ティッシュコンディショナーが張られているが、痛みがおさまらない。舌側床縁が深すぎる。
図20b 頬舌側がほほ同じ深さという鈴木のルールに従い、舌側床縁を削除。
図20c ティッシュコンディショナーをすべて取りはずした。頬側床縁が不足している。

> **図21** 義歯床縁長、補修用レジンの使い方

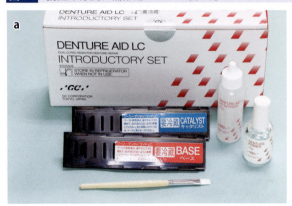

図21a　補修用レジン（デンチャーエイドLC、ジーシー）。

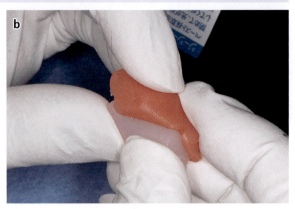

図21b　ペーストの練和。粘土のような感覚で使える。

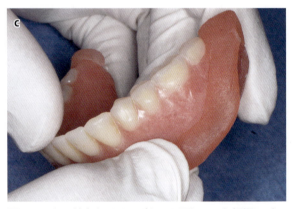

図21c　よい義歯をイメージし、不足していた頬棚にペーストを追加。

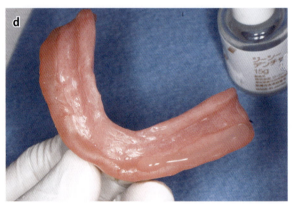

図21d　エアーバリアー材の塗布。塗布しないと表面が完全には硬化しない。

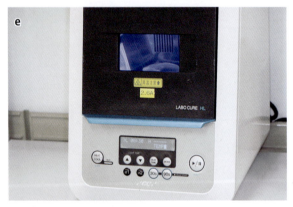

図21e　光重合器で重合。

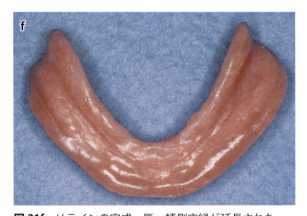

図21f　リラインの完成。唇・頬側床縁が延長された。

図22　おすすめの硬質裏装材

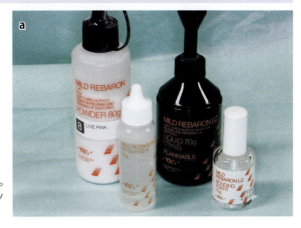

図22a　光重合型裏装材（マイルドリベロンLC、ジーシー）。物性が高く、比較的長期間の使用に耐える。アンダーカットの対応が容易。

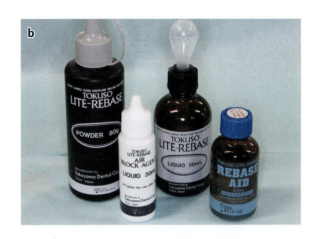

図22b　光重合型裏装材（トクヤマライトリベース）。

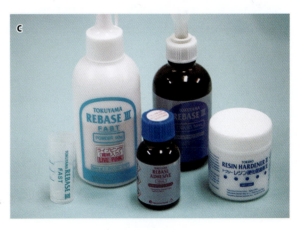

図22c　常温重合型裏装材（トクヤマリベースIII）。低発熱、低刺激で混和性に優れ、気泡の混入が少ない。

CHAPTER 5

硬質とはまったく異なる軟質でのリライン

CHAPTER 5-1 軟質リラインが必要になるわけ

1) 菲薄になった床下粘膜への対応としての軟質リライン

床下粘膜は義歯床と支持骨に挟まれてちょうど座布団のようなイメージで存在する。この座布団が厚く、弾性に富む場合には、多少強い咬合力が加わっても粘膜に痛みは生じない。しかし、年齢が進み、全身状態の衰えや服薬の影響なども加わると、床下粘膜は徐々に菲薄となり、座布団としてのクッション効果が得られなくなってくる（**図23**）。このような症例では、顎堤の吸収も著しいため、咀嚼時の義歯の動揺が大きく、よりいっそう床下粘膜に負担がかかる。そのため通常の硬質材料を使った義歯床では、痛みや潰瘍を起こしやすい。超高齢社会となった我が国ではこのように硬質材料の義歯床ではどうしても咀嚼時の痛みを回避できない難症例が増加している。そこで、失われた粘膜の厚みを補うものとして、義歯床を軟質の材料でリラインする方法が有効とされ、平成28年度からは一部下顎無歯顎症例について保険収載された。保険収載における適応症は**図24**のいずれかに該当するものと規定されている。

図23、24 軟質リラインの適応症

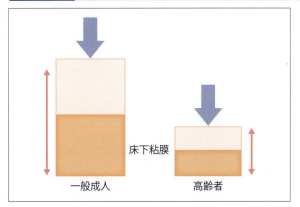

図23 高齢者では粘膜が菲薄となり、クッション効果は得られにくい。どうしても硬質ではダメな症例もある。

図24 保険収載での適応症（日本補綴歯科学会症型分類：難易度IV（難）に準拠）。

② 軟質リラインは、ここに注意

　軟質材料によるリラインで最も留意する点は、**一定の裏装材の厚み**（1〜2 mm程度）を必ず確保しなければならないということである。これが硬質材料によるリラインと大きく異なる点である（**図25**）。硬質材料によるリラインの目的は適合性の改善である。つまり『隙間を埋めること』が目的であるため、結果としてリラインされた硬質材料の厚さが薄くても厚くても何ら問題はない。一方、軟質材料によるリラインの目的は『**失われた粘膜の厚さや弾性を補うこと**』である。リラインされた材料が薄ければ、軟質材料によるクッション効果は得られない。適合性、つまりは隙間の有無は関係ないので、隙間がまったくない症例では、軟質材料を添加するためのスペースを義歯床内に確保してからリラインする必要がある。一般には硬質材料を用いた直接法のリラインには慣れた先生方が多い。そのため、硬質材料と同じ手順で軟質材料を扱おうとすれば、せっかく軟質材料を使っても効果は得にくく、むしろ軟質材料のマイナス面に煩わされるだけである。軟質には軟質としての術式がある。

図25 同じリラインでも、硬質と軟質ではまったく異なる

1．硬質リライン
隙間（不適合部）を埋める
⇒隙間によって、レジンが厚いところも薄いところもあってよい

2．軟質リライン
クッション効果を期待
⇒厚みの適切な確保が必要

図25 ここが重要！ 軟質リラインと、硬質リラインは別ものと考える。適合の改善なのか、クッション効果なのかを見極める。

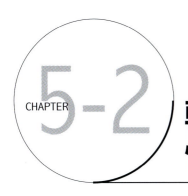

CHAPTER 5-2 軟質裏装材の種類と物理的性質

　軟質裏装材で現在市販されているのはアクリル系とシリコーン系だけで、以前あったフッ素系やオルフィン系は手に入らない。アクリル系材料は粘弾性的性質を有しており、粘膜によく似た性質という点で優れている（**表1**）。しかし、含有されている可塑剤の溶出や吸水などの影響で、経時的には徐々に硬くなり、クッション効果が消失する。一方、シリコーン系は弾性的性質を有するが、材料自体の経時的変化は少なく、耐久性は高い。どちらも実験室での接着試験では高い接着性を有するが、実際の過酷な口腔内環境では接着に問題が生じ、材料の剥離や着色・汚染により、やり直しを余儀なくされる場合が多い。早ければ6か月、通常は1年程度で軟質裏装材の交換が必要となると言われている（**図26**）。シリコーン系では同一メーカーでもいくつかの硬さの製品をラインナップしていることが多い。ショアA硬さが低いほどクッション効果は高いが、それに反して床用アクリルレジンへの接着性は低下する（**表2、3、図27**）。

表1 アクリル系とシリコーン系では物性の経時的変化が異なる

	アクリル系	シリコーン系
性質	粘弾性	弾性
物性	経時的な変化が大きい（含有される可塑剤などの溶出と吸水）	経時的な変化が小さい（成分の溶出と吸収量が低い）
義歯床との接着	加熱重合型は優れる	やや劣る

表1　アクリル系とシリコーン系軟質裏装材の特徴。

図26、27／表2、3 軟質裏層材の経時的変化、接着性、硬化時間

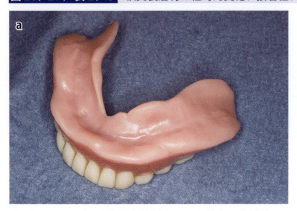

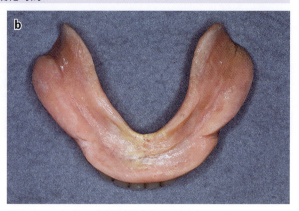

図26a アクリル系軟質裏装材を用いた義歯。装着時。

図26b 1年後。裏装材が劣化し硬くなっている。

タイプ	ショアA硬さ（1日後）	アクリル樹脂への接着強度（Mpa）（平均＋標準偏差）
ソフト	50	3.4（0.1）
エクストラソフト	30	2.5（0.2）
エクストラエクストラソフト	20	1.8（0.2）

表2 シリコーン系軟質裏装材のショアA硬さと接着強度の関係。軟らかいほど剥がれやすい（ジーシーリラインII／ジーシーHPより転載）。

	直接法（口腔内）での硬化時間	間接法（室温）での硬化時間
リラインIIシリーズ（ジーシー）	5分	室温で30分以上
ソフリライナー（トクヤマデンタル）	5分	室温25℃で20〜30分
エヴァタッチスーパー（ネオ製薬工業）	5分	4.0Mpa（≒40kgf/cm^2）で30分以上

表3 直接法と間接法における硬化時間の比較。直接法なら5分で硬化するが、間接法だと硬化時間が極めて長い。

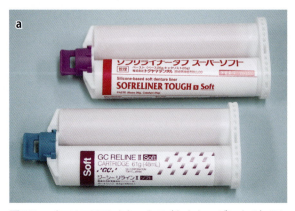

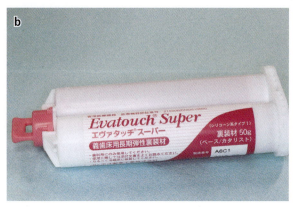

図27a 上：ソフリライナータフ（トクヤマデンタル）、下：リラインII（ジーシー）。

図27b エヴァタッチスーパー（ネオ製薬）。

CHAPTER 5-3 軟質裏装材の術式のポイント

軟質裏装材の術式には、直接法と間接法がある。直接法はチェアーサイドで口腔内に直接圧接してリラインする方法である（**図28**）。義歯を預かることなく、短時間で仕上げることができるという利点がある。しかし、裏装材の厚さの一定の確保という最も重要なポイントを達成するのが難しい。また、唾液の影響などで接着性が低下することや、気泡を巻き込めば、そこから着色や汚染が広がることが懸念される。それに対して、間接法では義歯を預かる必要があり、技工操作が煩雑という欠点があるものの、厚みの一定の確保や接着性、耐久性で直接法よりも優れている。以下に下顎総義歯でのリラインについて詳述する。

1) 間接法での術式

使用中義歯をリラインする場合と、新義歯において最初から軟質材料をリラインする場合にわけられる。平成29年2月現在において保険診療で認められている術式は使用中の下顎義歯を間接法でリラインする場合に限られている。そこで、使用中義歯を間接法でリラインする場合から話を始めたい。

間接法にはフラスク埋没による方法と、リライニングジグによる方法がある。ただし、どちらも使用中義歯をトレーとして印象採得するところから始まる。

図28 軟質裏装材のリラインにも直接法と間接法がある

| ①直接法 — 義歯床に軟質レジンのスペースを設けて
チェアサイドで | ②間接法 — 義歯床をトレーとして印象採得
義歯を預かって
①フラスク埋没による方法
②リライニングジグによる方法 |

図28 軟質裏装材のリラインの方法は2つに分かれる。

1）使用中の義歯を、トレーとして印象採得

　使用中の義歯粘膜面にティッシュコンディショナーを引き、いわゆるダイナミック印象を行う（**図29**）。数日ティッシュコンディショナーを引いたままで経過を見てから義歯を預かっても、初期の流動性が低下するのを待って、その日のうちに預かってもよい。なお、ティッシュコンディショナーは、あとからはずすのが結構面倒である。専用の分離剤（**図29a**）をあらかじめ塗っておくと技工操作がやりやすい。

　また、使用中義歯をトレーとして印象採得するので、シリコーンゴム印象材を使っての咬座印象でも、その後の対応は同じである（**図30**）。在宅診療など、すぐに石膏を注げないような場合では、印象の運搬時に変形しやすいティッシュコンディショナーよりもシリコーンゴム印象材の方が安心である。チェアータイムも咬座印象の方が短くてすむ。ただし、印象の面精度を見ると、シリコーンゴム印象材を使っての咬座印象よりもティッシュコンディショナーを使ったダイナミック印象の方が、滑沢で優れている。印象面の滑沢さは、そのままリラインされる軟質材料の滑沢さにつながる。滑沢なほど、汚れや着色が防げるので長期間の使用が見込める。

　なお、前項で述べたように、咬合させての印象採得では、咬合面のズレを印象材もしくはティッシュコンディショナーが介在して補うように働く（**図31**）。結果として粘膜面、咬合面の両方を適切な関係に補正してくれるので完成した義歯での安定性は高くなるようだ。

図29 ティッシュコンディショナーによるダイナミック印象

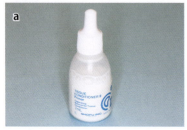

図29a ティッシュコンディショナー用の分離剤（松風プライマー）。

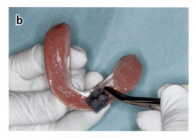

図29b 分離剤の塗布。あとからの取りはずしが容易。

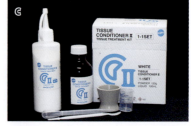

図29c ダイナミック印象に適したティッシュコンディショナー（ティッシュコンディショナーⅡ、松風）。

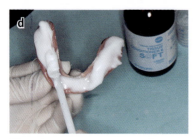

図29d ティッシュコンディショナーを盛る。

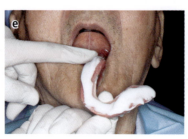

図29e 口腔内に挿入。はじめは強くかませない。

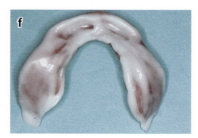

図29f 採得されダイナミック印象。必ず不要部分をトリミングする。

図30 シリコーンゴム印象材による咬座印象　すぐに石膏を注ぐ必要がない

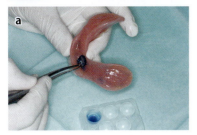

図30a　使用中義歯に接着材を塗布。

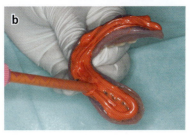

図30b　シリコーンゴム印象材を盛る。

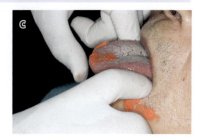

図30c　機能運動は、大きく行う。

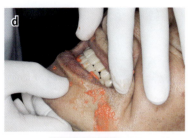

図30d　**ここが重要！**　硬化を待つ間、下顎に手指を添えておくことで、誤って開口するのを避ける。

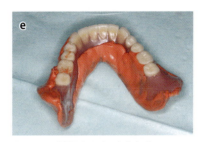

図30e　採得された咬座印象。

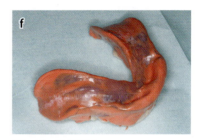

図30f　粘膜面観。

図31 ダイナミック印象、咬座印象は咬合のズレを補正できる

図31　**ここが重要！**　咬合させての印象採得では、咬合面のズレを印象材、もしくはティッシュコンディショナーが介在して補うように働く。

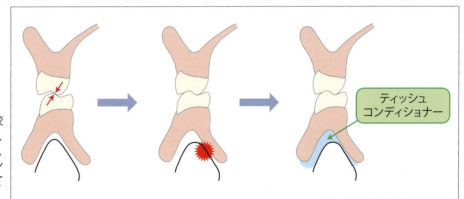

2）作業用模型の製作

　ダイナミック印象で注意すべき点は、得られた形態をそのままの形で置き換えてはならないということである。PART 2 で述べたようにティッシュコンディショナーも多く盛れば、そのぶん外側にはみだして厚くなる。舌側床縁の厚みのルールに従って、トリミングをしてから、石膏を注いで作業用模型を製作する（**図32**）。

　なお、ここから先は、フラスコ埋没による方法とリライニングジグによる方法に分かれる。

図32 印象をトリミングしてから作業用模型を製作する

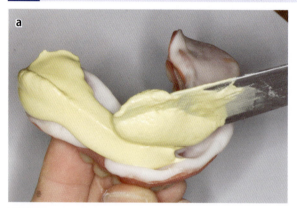

図32a ティッシュコンディショナーを使った場合は、できるだけ早く石膏を注ぎたい。

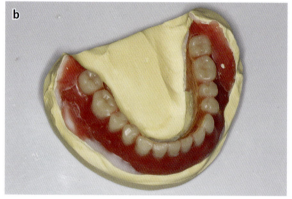

図32b 模型から義歯をはずしやすいように、辺縁部の石膏はあまり高くまで盛らない。

3）リライニングジグによる方法

　リライニングジグを用いれば、歯科医がチェアーサイドでもできそうだが、意外と手間がかかる作業で、短時間義歯を預かるだけですむとは言い難い。

　図33に常温重合型シリコーン系軟質裏装材を用いた作業ステップを示す。作業用模型と義歯床粘膜面の間に、適切な量の軟質材料で置き換えるためのスペースの確保が必要となる。おおかた2mm程度の厚さは必要であるが、あまり厚くすると相対的に硬質のレジン部分の体積は減るため義歯強度は低下し、最悪の場合、義歯の破折を招く。そこでラウンドバーでガイド用の穴を粘膜面全体にあける。辺縁については軟質材料が外側までガッチリと抱え込むように設定することが大切である（**図34、35**）。なんとなく移行するような形態では早期に接着が破れ、剥離する。

　なお、注意すべきは軟質裏装材というのは通常のカーバイドバーでは削れないということだ。軟質専用のバーが決まっており、同一メーカーでも硬さが異なれば、製品ごとに異なるバーが指定されている（**図36**）。確認したい。

　使ってはじめて気づくことだが、硬化時間が口腔内と室内では大きく違う点である。口腔内で用いる直接法では5分程度で固まるシリコーンゴム印象材が、間接法の作業として室温で放置した場合には、製品差はあるものの20分から30分以上と極めて長い硬化時間が必要となる。患者を待たせてチェアーサイドでリラインするというのはちょっと難しいかもしれない。

図33　リライニングジグを用いた軟質裏層材のリライン

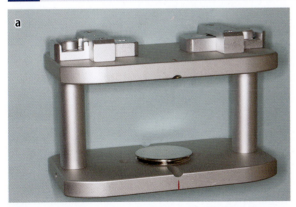
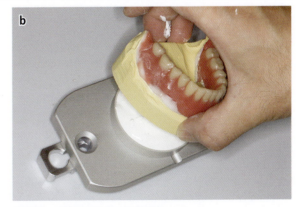

図33a　リライニングジグ（フィッティングジグ、トクヤマデンタル）。

図33b　模型のジグへの装着。

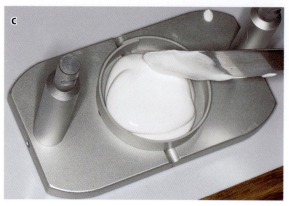

図33c 対合のボクシングリング内に石膏を盛る。咬合採得用のシリコーンゴムでも代用できる。

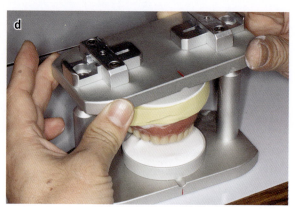

図33d ジグの上下板を嵌合させて咬合面コアを採得。

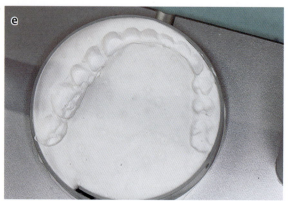

図33e 咬合面コアが採得された。

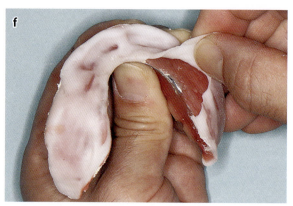

図33f 模型から義歯をはずし、さらに義歯から印象材を削除する。ティッシュコンディショナーが完全に除去されないと問題となる。

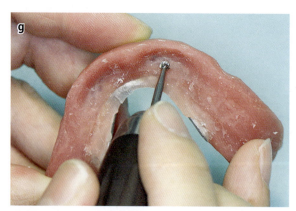

図33g 厚み確保のために、ラウンドバーでガイド穴を彫る。

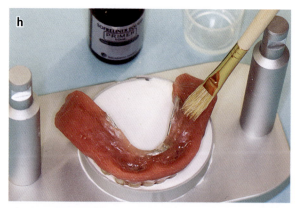

図33h 義歯にプライマーを塗布。プライマーが塗布されていない部分は簡単に剥がれるため注意する。

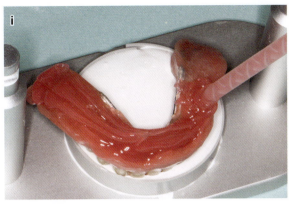

図33i 軟質裏装材（ソフリラーナーダフ、トクヤマデンタル）を盛る。

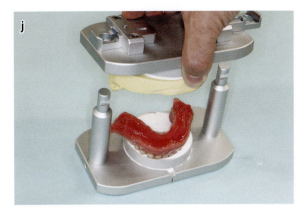

図33j 模型にも裏装材を盛ってジグを組み合わせる。

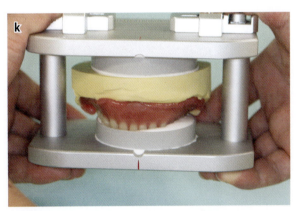

図33k フィッティングジグの上下を嵌合させる。はみだしたレジンをスパチュラなどで除去する。

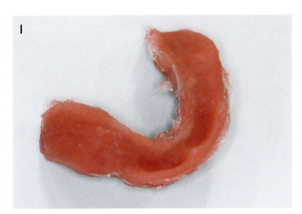

図33l 30分間待って模型から取りだす。

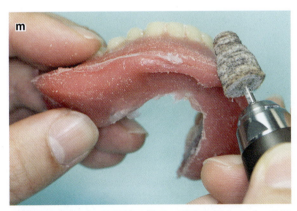

図33m 専用バーで形態の修正、研磨を行う。バーの回転は裏装材より義歯床にむかわせる。逆だと辺縁から裏装材が剝離する。

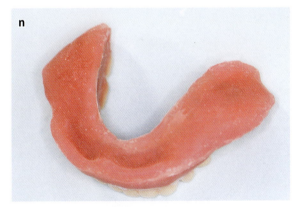

図33n リラインの完成。

| 図 34、35 | 明確なステップをつけることでシリコーンゴム印象材の剥離を防ぐ |

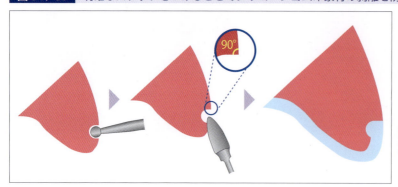

図 34　**ここが重要！** 移行部まで 2～3mm 回り込んだ位置まで辺縁を延ばす（トクヤマデンタルテクニカルガイドより引用）。

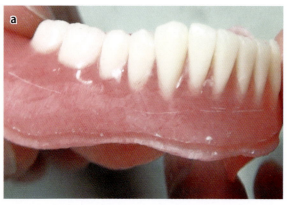

図 35a　移行部にラウンドバーで明確なステップを作る。

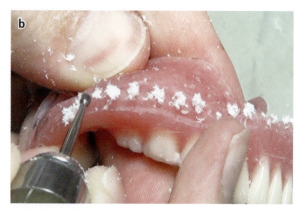

図 35b　辺縁先端のシリコーンの厚みを確保するため内側も削除する。

| 図 36 | カーバイドバーでは削れない。 |

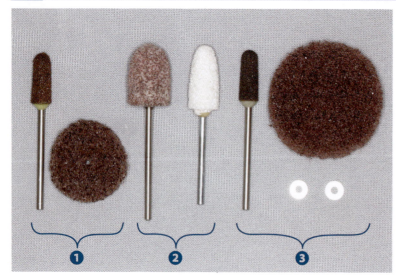

図 36　研磨用バーはメーカーによっても、さらには同じメーカーでも製品によっても異なる。必ず指定されたバーを使う。①ソフリライナータフ（スーパーソフト）用、②ソフリライナータフ（ミディアム）用、③ジーシーリラインⅡ用。

４）フラスコ埋没による方法（義歯新製の場合も含めて）

　フラスコ埋没による方法は主に技工所での製作になるだろう。埋没後の作業は一般の硬質裏装材と同様であるが、前述した辺縁の削除方法だけは十分に留意してほしい。

　一方、義歯新製時にはじめから軟質材料を裏装する場合もフラスコ埋没による方法となる。はじめから裏装すれば、最も必要とされる部位に適切な厚さを確保でき、接着性も低下しづらい。それでは最も必要とされる部位とはどこであろうか。

　骨と義歯に挟まれた薄い口腔粘膜に痛みがでるのを防ぐために軟質裏装材でリラインするというのが理屈である。そこで PART 2 での下顎舌側床縁の解説を思いだしてみよう。下顎舌側床縁は硬い骨縁を離れて軟らかな軟組織上に設定される（**図 37**）。そうなると舌側床縁の下には骨がないので、特に軟質裏装材を適応する必要はないと考えられる（**図 38**）。最も必要な部位は硬く尖った骨縁などがある歯槽頂付近である。そこにはピンポイントで軟質裏装材を追加し、厚みを確保してやれば、ずっと軟質裏装材の効果は高まる（**図 39**）。

　結果として、床縁は硬いレジンのままで、中だけ軟質ということになれば、接着性も低下しづらい。また軟らかな材料でも外側に硬いレジンの枠があるので、義歯の機械的強度もそれほど低下しない。辺縁は硬質レジンなので、辺縁部に当たりがでてもカーバイドバーでいつもどおりに削除、調整ができるので対応しやすい。従来の軟質裏装材で全周を覆うという考え方では、後方の下顎舌側辺縁などもともと薄い部位では軟性レジンの厚みを確保することができず、苦慮していた。レトロモラーパッド部も薄いので同様である。軟らかな部位には軟らかな材料はいらないと考えると、この手法にすんなりと納得がいくだろう。

　このような考え方のもと、我々は**図 40** に示す方法で軟質裏装を行い良好な結果を得ている。

| 図37～39 | 軟質リライン材が必要な部位は舌側辺縁ではない |

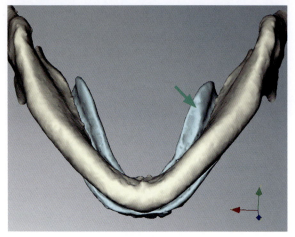

図37 舌側床縁は、骨縁を離れて軟組織上に設定されるため、軟質レジンの必要性はない。

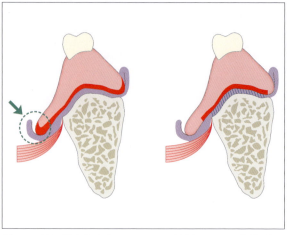

図38 骨に挟まれた部分のみに、軟質リライン材を適用するだけで十分と考えられる。

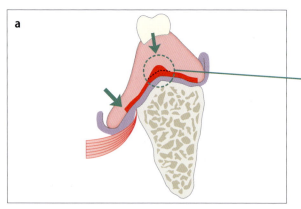

図39a ここが重要！ 鋭利な骨縁など特にクッション効果が必要な部位はスペースをさらに設ける。

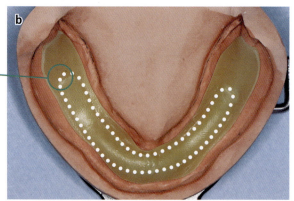

図39b 光重合型ベースシート（ニッシン）を用いてスペーサを製作する（参考文献2より引用）。

| 図40 | スペーサーを活用した間接リラインの提案 |

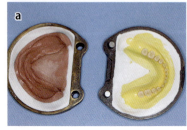

図40a 通法により埋没、流蝋、分離剤の塗布を行う。

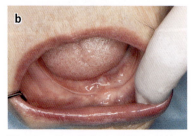

図40b 骨の隆起や骨縁など特にクッション効果が必要とされる部位を確認。

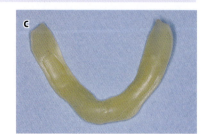

図40c レジンシートでスペーサを製作。適用部位を調整する。

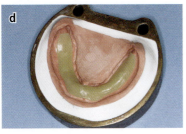

図40d フラスクの作業用模型にスペーサを戻す。

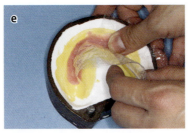

図40e 上部フラスクに餅状レジンを手指で填入。

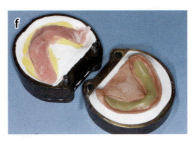

図40f 上下フラスク。

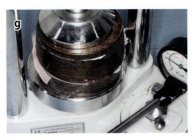

図40g ポリエチレンシートを介在させて、プレスする。

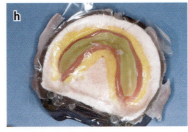

図40h 余剰レジンがはみだしている。

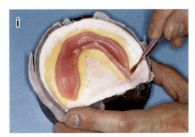

図40i 余剰レジンを除去し、再度プレスを行う。

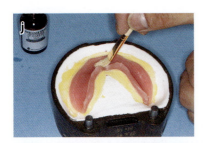

図40j プライマーを塗布する。

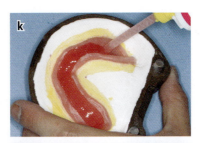

図40k スペース部分に軟質裏装材を盛る。

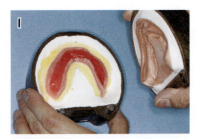

図40l ポリエチレンシートをはずし、上下フラスクを合わせプレスする。

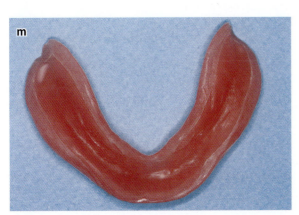

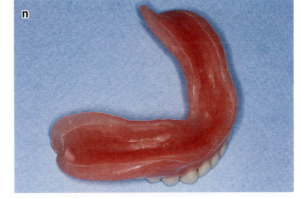

図40m、n 完成した義歯。内面が軟質で、辺縁は硬質の義歯となる。

2) 直接法での術式

　直接法では、前述したように義歯を預かることなく、その場で対応できるが、軟質裏装材の所定の厚さを確保しにくいという最大の問題がある。そのため、前もってどれだけ使用中義歯の粘膜面に軟質裏層材のスペースを確保できるかが成否を決める。そこで、我々が提案する辺縁は硬質のまま、必要とされる内面だけ軟質裏装材をリラインするという方法で対応することで良好な結果を得ている。**図41**にその手順を示す。

　義歯粘膜面にラウンドバーでガイドとなる穴を開け、その後カーバイドバーで移行するように全体を削除する。基本的に辺縁は硬いレジンのままなので、ステップができることで軟質裏装材を引くスペースの量が確認しやすい。下顎舌側辺縁や義歯後縁のレトロモラーパッド部などは軟質裏装材が不要なので、手前で留めておく。

　この方法で行う前提となる条件は、義歯の外形、辺縁形態に問題がないということである。内面だけ軟質裏装材を追加するということなので、辺縁が短く不足している思われる場合には、まずは硬質の裏装材で辺縁を適切に延長してから始めなければならない。

図41 直接法　軟質リライン材を内面に留める

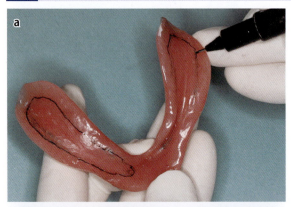
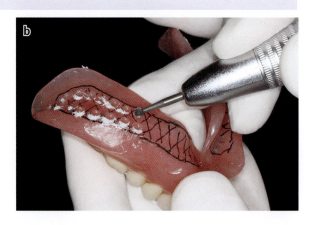
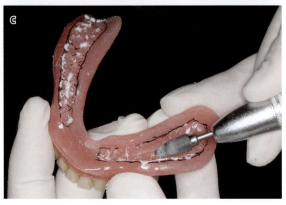

図41a　軟質材料が必要な部位をペンで書き込む。
図41b　ラウンドバーでガイドとなる穴を開ける。1〜2mmを基本とする。
図41c　移行するようにカーバイドバーで削除し、スペースを設ける。

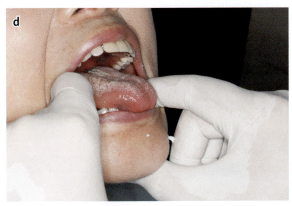

図41d ここが重要！ ホワイトシリコーンを盛り、スペースが適切に設定出来たかを確認する。舌は大きく運動させる。

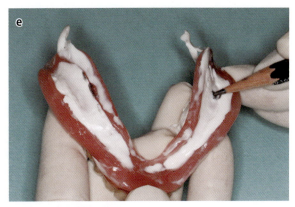

図41e ここが重要！ ホワイトシリコーンの厚さから不足部位があれば、鉛筆でマークして削除する。

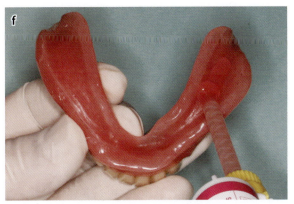

図41f プライマーを塗布後、軟質裏装材を添加する。

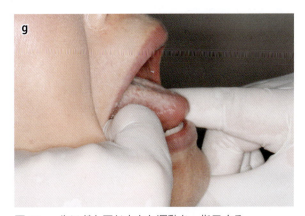

図41g 先ほどと同じ大きな運動を、指示する。

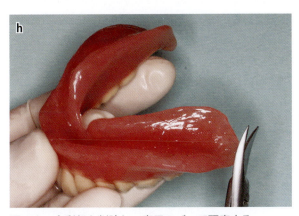

図41h 余剰部を削除し、専用のバーで研磨する。

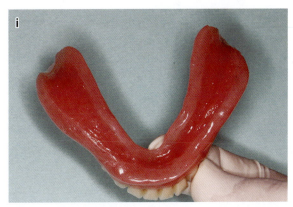

図41i 完成した義歯。

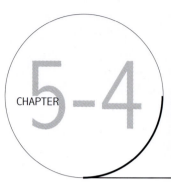

CHAPTER 5-4 軟質裏装材を用いた義歯調整時の注意

　義歯調整時で困ることはシリコーン系軟質裏装材を用いると、ホワイトシリコーンによる適合試験ができないことである。シリコーンとシリコーンがくっついて剥がせなくなる。ホワイトシリコーンの代名詞とも言われているフィットチェッカー（ジーシー）は縮重合型なので、特によくくっついてしまう。そこで専用の分離剤（フィットテスターセパレーター®、トクヤマデンタル）（図42）を必ず塗布することで対処する。使用するシリコーン試験材も付加重合型のフィットテスター®（トクヤマデンタル）やフィットチェッカーアドバンス®（ジーシー）が推奨される。また、繰り返すがカーバイトバーではうまく削れないので、必ずメーカー指定の専用バーで削る。

　また、義歯の清掃指導には十分に時間を割く。**図43**は義歯装着後わずか1か月でカンジダが発生した症例である。軟質材料ではこのように早期にカンジダが発生することがある。そこで、義歯洗浄剤を必ず毎晩使用するように指導したい。実際、この症例では、軟質裏装材をすべて除去したあとに再度リライ

図42 シリコーン適合検査には、専用分離剤が必要

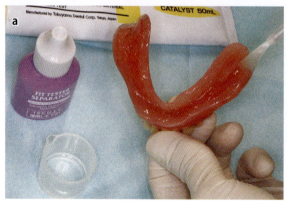

図42a ホワイトシリコーンで適合検査を行う場合には専用の分離剤（フィットテスターセパレーター®、トクヤマ）を塗布する。

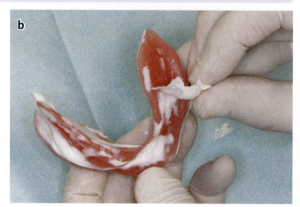

図42b ホワイトシリコーンが簡単に剥がせる。

| 図43、44 | 義歯洗浄剤を怠るとカンジダが発生 |

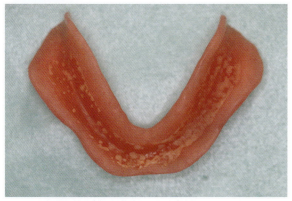
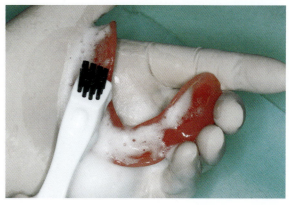

図43 ここが重要！ 装着後1か月でカンジダが発生した。再裏装後、毎日の義歯洗浄剤を指示したところ、カンジダは発生しなかった。

図44 軟質材料はブラシで強くこするとキズつくので避ける。義歯洗浄剤だけとする。

| 図45 | 軟質リライン材の除去には専用の除去液を |

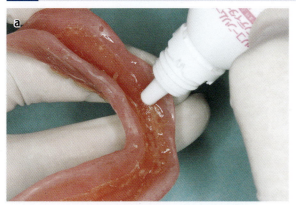
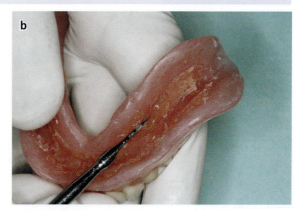

図45a、b 専用の除去液を軟質と硬質の境に数滴垂らすと取れやすくなる。

ンした。患者が義歯洗浄剤を毎日使い始めてからは、カンジダは発生しなかった。一方、機械的清掃法としてのブラシかけは、避けた方がよい（**図44**）。軟質材料はキズつきやすく、キズができると、そこがカンジダや他の細菌の温床となりかねない。歯磨き剤を使えばさらに問題となる。そこで、「義歯の硬い部分だけは専用の義歯ブラシで磨き、裏側の軟らかな部分は水道の水で流す程度にしてください」といった説明がよいだろう。

経時的に見ると、軟質裏装材は6か月から1年で劣化し再裏装が必要とも言われている。接着が甘くなってきた部位から汚れが侵入し、着色などが起こる。そこで、軟質裏装材をすべて除去し、再度リラインすることになる。その時、裏装材すべてをバーで削り落とすのに苦労する。そのような場合、専用の除去液（ジーシーリラインIIリムーバー®、ジーシー）またはシリコーンリムーバー®、トクヤマデンタル）を軟質と硬質の境に数滴垂らすと、ずいぶんと取れやすくなる（**図45**）。

182

PART **4**

シングルデンチャーを
マスターするための
３つのルール

力のコントロールで
上下顎のアンバランスを解消する

CHAPTER 1

シングルデンチャーの
問題を理解する

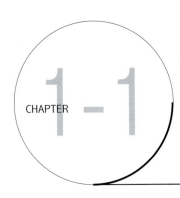

CHAPTER 1-1　シングルデンチャーを難しくする要因

上下顎、どちらか一方が無歯顎の場合に適用される総義歯を「シングルデンチャー」と呼ぶ。Eichner の分類では C-2 に分類される症例である。シングルデンチャーは、上下顎総義歯よりも、対応に苦慮する場合も多い。

上顎のシングルデンチャーでは、痛い、落ちる、さらに義歯が割れるとの問題が生じる。下顎のシングルデンチャーでは、痛いという主訴が多い（**図1**）

シングルデンチャーを難しくする原因として

　1）咬合力の支持能力のアンバランス
　2）対顎との咬合（接触）のアンバランス

の2つがあげられる（**図2**）。

図1、2　頭に入れよう！シングルデンチャー特有の問題

1. 上顎のシングルデンチャー
　①痛い
　②割れる
　③落ちる

2. 下顎のシングルデンチャー
　①痛い
　②外れやすい

図1　シングルデンチャーの問題。

1. 咬合力の負担能力のアンバランス

2. 対顎との咬合（接触）のアンバランス
　①咬合平面の乱れ
　②排列の融通性がない

図2　**ここが重要！** シングルデンチャーはなぜ難しいのか。

1） 要因1：咬合力の支持能力のアンバランス

　咬合力の支持能力のアンバランスは、咬合力を顎堤粘膜だけで支持（負担）するシングルデンチャーに対して、対顎には歯根膜を有する残存歯が1本以上存在することで生じる（**図3**）。歯根膜支持と粘膜支持では咬合力の支持能力は明らかに粘膜支持が劣る。そのため、残存歯と咬合するシングルデンチャーの人工歯列に強い力が集中するため、義歯は沈下して直下の顎堤粘膜部に痛みが生じる。対顎残存歯の分布状態によっては義歯の動揺・脱離や破折なども危惧される。

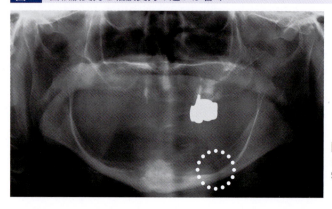

図3 歯根膜支持と粘膜支持の違いが響く

図3 天然歯がある上顎に対して吸収が進んだ下顎顎堤では支持能力のアンバランスが著しい。

2） 要因2：対顎との咬合（接触）のアンバランス

　一方、咬合のアンバランスとは、下顎運動に調和した咬合をなかなか義歯に付与し難いことを表している。対合歯列の咬合平面は、残存歯の移動や挺出、不適切な補綴装置などにより乱れている症例がほとんどである（**図4**）。患者が多数の歯を失ってきた長い年月を想像すれば、無理もないのかもしれない。しかし、現実にはそれらの乱れた対合歯列に合わせて人工歯を排列しなければならない。そのため、上下顎総義歯と比較すると、シングルデンチャーでは排列の融通性が少なく、目標とする咬合を付与することが難しい（**図5**）。

　最近の傾向としては、下顎前歯部が最後まで残存している症例が多いことから、上顎のシングルデンチャーが比較的多いように思われる。また、インプラント治療が普及してきたことから、下顎無歯顎顎堤にインプラントを埋入することで、上下顎総義歯症例から上顎のシングルデンチャー症例へと症型が変化する症例も度々見かけるようになってきた。

　上顎でも下顎でも基本的にはシングルデンチャーとして同様の問題を有しているものの、ポイントがやや異なるため、以下順を追って解説する。

図4 対面する咬合面がほとんど乱れているという現実

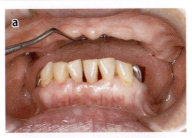
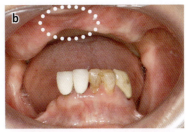
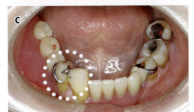
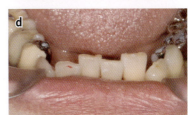

図4a 噛み合う上顎前歯部にフラビーガム。
図4b 噛み合う上顎前歯部の顎堤吸収が著しい。
図4c 右側犬歯が挺出し咬合平面が乱れている。
図4d 下顎前歯部の挺出および移動が見られる。

図5 上顎シングルデンチャーは目標とする咬合の付与が難しい

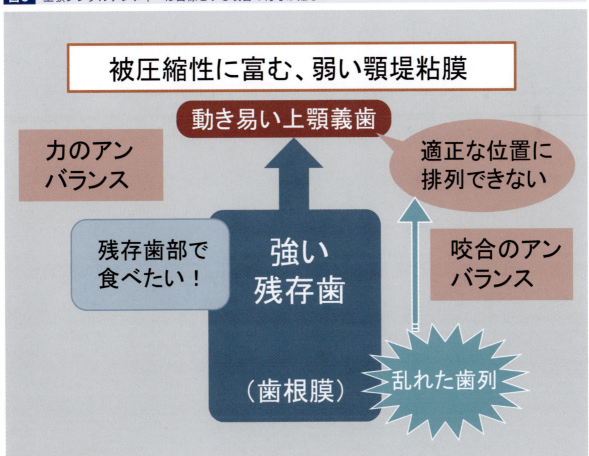

図5 **ここが重要！** 上顎シングルデンチャーを難しくする要因。

CHAPTER **2**

上顎シングルデンチャー
をマスターする

CHAPTER 2-1 上顎シングルデンチャーに生じる問題

　上顎シングルデンチャーの問題としては、義歯床の破折が頻回する症例や、義歯の動揺が著しく、義歯が外れやすい症例などがあげられる。義歯が外れやすい症例の多くで、フラビーガムや義歯性線維症などが認められる。

　上顎シングルデンチャーは、対合する下顎歯の残存状態、配置により難易度が変化する。上顎シングルデンチャーでも左右両側の下顎大臼歯部で確実に咬合が支持されれば、義歯の維持・安定は優れる。

　一方、下顎大臼歯部との咬合接触が失われて、強く押される部位、いわゆる咬合力の重心が、片側に偏ったり、前方に移動したりすれば上顎シングルデンチャーの維持・安定は損なわれることとなる。

　特にフラビーガム症例では顕著で、図6に示すように、大臼歯部を指で押せば義歯は安定するが、第一小臼歯部を押せば義歯は転覆することが理解できる。

図6　上顎シングルデンチャーの弱点を踏まえたゴールをめざせ

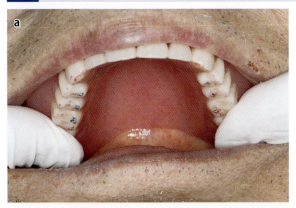
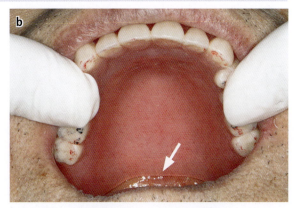

図 6a、b　ここが重要！ 大臼歯部を指で押せば義歯は安定するが、第一小臼歯部を押せば、義歯は転覆する。そこで、大臼歯部で一番強くあたるような咬合調整をめざす。フラビーガム症例は特に顕著。

図7 上顎シングルデンチャーの難易度

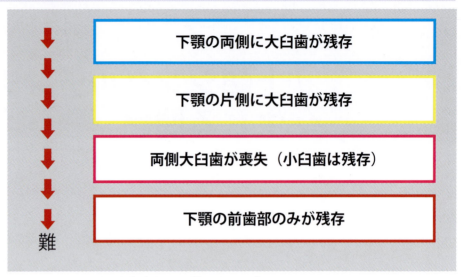

図7 臼歯部での咬合支持が減るほど難易度は上がる。

　そこで、対合が部分床義歯であっても確実に大臼歯部での支持が確保されればこのような問題は回避できるはずである。しかし、実際には、どうしても歯根膜感覚を有する残存歯で噛みたいと患者は無意識に行動するため、残存歯の位置の影響は強い。すなわち、下顎大臼歯部から小臼歯部へと欠損が進行し、前歯部のみが残存となると上顎義歯の維持・安定を確保することが難しくなる（**図7**）。

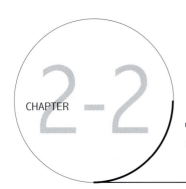

CHAPTER 2-2 上顎シングルデンチャーでの対応

1) 咬合力の適切な配分により、アンバランスの解消を図る

　上下顎、前後、左右側における力のアンバランスを解消することが基本的な対応となる。すなわち咬合力が特定の部位に集中することなく、負担能力に応じて適切に配分されることが大切である。
　そこで、上顎シングルデンチャーでは、
　　①臼歯部での確実な咬合支持を確保する
とともに
　　②付与する咬合様式は Balanced Occlusion(両側性平衡咬合)
を基本とする（**図8**）。
　そのためには乱れた下顎の残存歯列を可能な範囲で整えるといった前処置が必要であるが、それが十分にできない症例では、上顎義歯に何らかの工夫をすることで補うことも考えたい。

図8 咬合力を適切に配分する

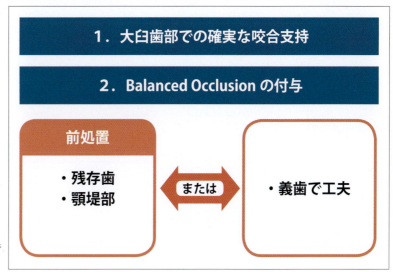

図8 咬合力を適切に配分することで義歯の安定を図る。

上顎シングルデンチャーの咬合のルール

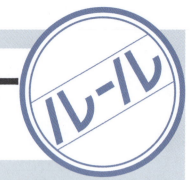

奥歯はしっかり、前歯はわずかに。

1) 大臼歯部での確実な咬合支持

2) Balanced Occlusion の付与

義歯だけでなく、残存歯にも工夫が必要。

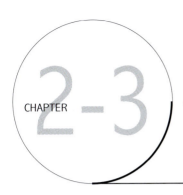

CHAPTER 2-3 下顎臼歯部がすべて天然歯列弓の場合

1) 上顎義歯の破折は、なぜ起こる？

1）原因1：咬合力の大きさ、作用する方向

図9は上顎義歯の正中部での頻回する破折を主訴とする症例である。下顎は両側の大臼歯部まで天然歯が残存し、欠損部はすべて固定性のクラウンブリッジで補綴されている。

図9 上顎義歯が正中部で頻回に破折する例

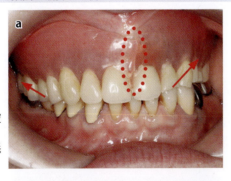
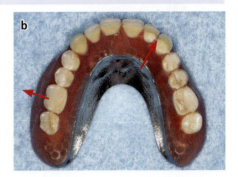
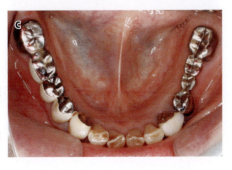
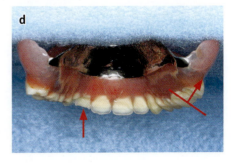

図9a 正中での頻回な破折が見られる。
図9b 使用中義歯の咬耗が著しい。
図9c 下顎はすべて固定性補綴装置で補綴されている。
図9d 咬合時の側方分力が大きい（矢印）。

このような対合がすべて固定性の歯列弓である場合には、上顎シングルデンチャーの咬合採得は比較的容易である。一般に上下顎総義歯では下顎咬合床が容易に変位、動揺するため咬合採得を誤りやすいとされている。下顎が動かない天然歯弓となれば、下顎位を誤ることは少ない。下顎位が正しければ、上顎義歯は噛みしめる度にしっかりと顎堤に押しつけられ、維持も良好となる。しかし、強く噛みしめることができるため、ためらうことなく大きな咬合力が発揮され、義歯破損の一因ともなる。

2）原因2：排列の問題からくる咬合力の側方分力のたわみ

一方で、排列の融通性、排列のしやすさという観点から考えると、対合臼歯がすべて欠損した場合よりも、天然歯が多く残存している方が難しい（**図10**）。シングルデンチャーにおいては後述するように、臼歯部での咬合平衡は必須である。人工歯対人工歯なら、上下顎で融通しあい調整もしやすいが、天然歯対人工歯では、天然歯の位置に制約され、臼歯部での咬合平衡が与えにくい場合も多い。残存歯の咬合平面が乱れている場合はなおさらである。さらに悪いことに、もともと天然歯の頬舌径よりも人工歯の頬舌径はかなり小さい（**図11a、b**）。そこで、下顎の天然歯に噛み合うように人工歯を排列すると、上顎アーチは広がって人工歯はずいぶんと頬側に位置し、歯槽頂からずっと外側に置かれることとなる。義歯の咬合の安定ということでは、歯槽頂から大きく外れてもまったく問題とはならないが、義歯の破折という点では多少不利となる。咬合力の側方分力が義歯を頬側にたわませる方向に働きやすいからである。

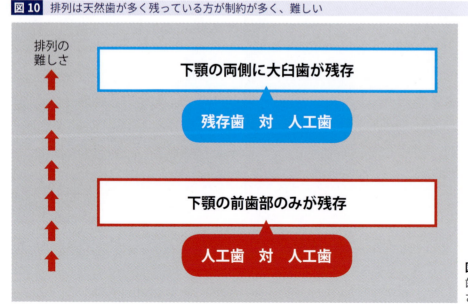

図10 排列は天然歯が多く残っている方が制約が多く、難しい

図10 排列の困難さ（臼歯部での咬合平衡の難しさ）。

| 図11 | 天然歯の頬舌径 ＞ 人工歯の頬舌径 |

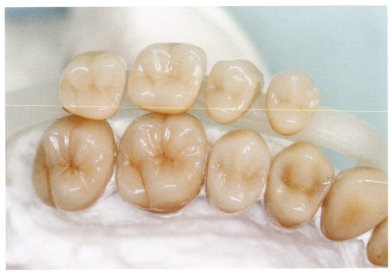

図11a 人工歯の大きさは天然歯より小さく、特に頬舌径は天然歯よりもかなり小さく作られている。

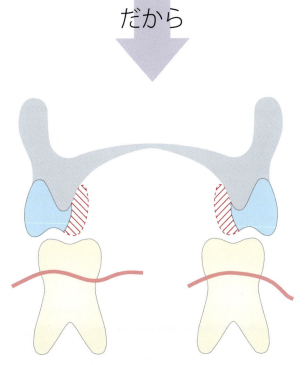

図11b 人工歯の頬舌径小さいので、下顎天然歯に噛み合うようにするには、上顎の人工歯は頬側に移動せざるをえない。

| 図11 | ここが重要！ 小臼歯と天然歯の頬舌径のギャップから生じる問題。

3）抜本的な対策

そこで、付与する咬合様式としては、頬側方向への側方分力を減少させ、咬合力を口蓋側にむかわせるために、リンガライズド・オクルージョンの選択が望ましい（**図12**）。

図9のように人工歯列がアンチモンソンカーブを呈している場合には、破折は必然と思われる。咬合力の方向が明らかに義歯をたわませる方向に働くからである。なお、破折症例がすべて、はじめからアンチモンソンに排列されていたとは限らない。レジン歯を使った場合などでは、上顎の機能咬頭から咬耗が進む（**図13**）。そのため、経時的にアンチモンソンになってしまう場合もある。そこで、義歯が破折した場合、床の破折部を常温重合レジンで接合して修理しただけでは、破折は繰り返される。咬合力の働く方向を改善できないか、その点を考えることが重要である。

なお、シングルデンチャーに限らないが、破折の原因として義歯の不適合があげられる。顎堤吸収に伴う義歯の不適合が口蓋隆起部を支点とした義歯のたわみを生み、破折へとつながる。口蓋隆起部のリリーフがされていない場合には早期に破折が起こりやすい。

以上をまとめると、破折した症例に対しては、

　　①**咬合力の大きさと作用する方向**
　　②**義歯の適合とリリーフ部位**

のチェックが必須である。

> ## Column Balanced Occlusion に注意
>
> Balanced Occlusion（バランスドオクルージョン）は、Bilateral Balanced Occlusion と同義語で、両側性平衡咬合を意味する。日本ではすぐにフルバランスドオクルージョンを連想するが、Balanced Occlusion ＝フルバランスドオクルージョンではない。
>
> 偏心運動時に作業側と平衡側の両方でバランスが取れているという定義である。そのためリンガライズドオクルージョンであっても、両側に咬合接触があれば Balanced Occlusion となりうる。

図12、13 付与するのはリンガライズドオクルージョン

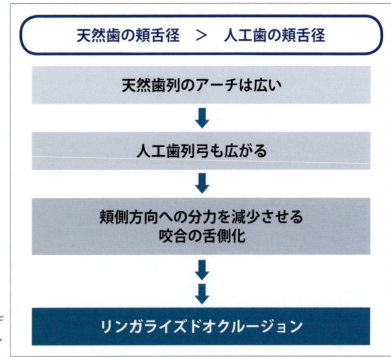

図12　ここが重要！ 上顎シングルデンチャーの下顎歯列とのギャップには、リンガライズドオクルージョンで対応。

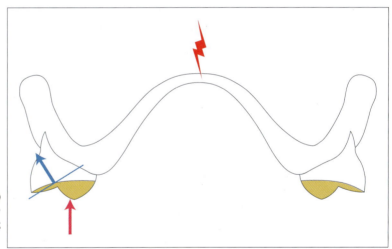

図13　ここが重要！ 咬耗と義歯破折の関係。機能咬頭から咬耗が進み、アンチモンソンカーブを呈し、側方分力が増大する。

破折症例の
チェックポイント

義歯が割れたら、2面で確認。
くっつけただけではまた割れる。

1） 咬合面

　咬合力の大きさと作用する方向をチェック

2） 粘膜面

　義歯の適合とリリーフ部位をチェック

2) 破折を防ぐための事前策：新素材の応用

　あらかじめ破折が懸念される場合には、義歯を新製する際にメタルフレームで補強した金属床義歯が第一選択になりやすい。これまではメタルフレームは、ロストワックス法により、Co-Cr合金、金合金およびチタン合金を鋳造することで製作されてきた。しかし、最近ではCAD/CAM技術の発展に伴い、多様な材料の選択が可能となっている（**図14**）。

　金属アレルギー患者にも適応できるという利点からファイバー強化型レジンブロックのトリニア（**図15**、松風）やナノジルコニア（**図16**、山本金属）が使用できるようになった。両者のフレームワークは切削加工で製作される。

　また、PEEK（**図17**、MERZ DENTAL）と呼ばれる熱可塑性樹脂のポリエーテルの有床義歯への応用も期待されている。

　さらにCo-Cr合金もロストワックス法ではなく、いわゆる3Dプリンター（Additive Manufacturing）の技術の一種であるレーザーシンタリングにより積層造形ができるようになっている（**図18**、和田精密）。

　フレームワークを使えない場合では、特殊なラバー成分を配合したポリマーも使用することで耐衝撃性と破壊靱性に強いレジン（プロインパクト、GC）も市販されている。

図14 CAD/CAM技術の発展で多様な材料が選択できる

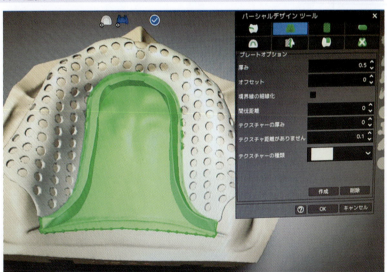

図14 CAD/CAMシステムによるフレームワークの設計（設計：東京医科歯科大学・羽田多麻木氏）。

図15～18 新素材の一例

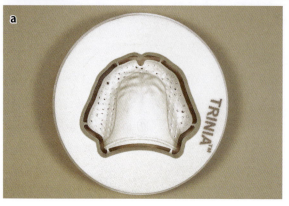
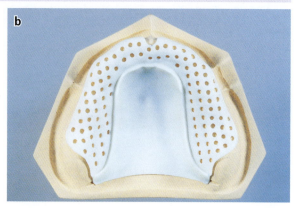

図15a、b ガラス繊維強化型レジンディスク（トリニア、松風）。エポキシ樹脂にシート状に編み込んだガラス繊維を組み込んだCAD/CAM用レジンディスク。義歯の軽量化、金属アレルギー患者への適応が期待される。

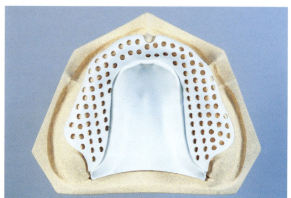

図16 歯科切削加工用セラミックス（C-Pro ナノジルコニア、山本金属）。Co-Cr合金に負けない曲げ強さ、破壊靱性を有する。金属アレルギー患者への適応が期待できる。口腔内を明るく見せるとの利点もある。

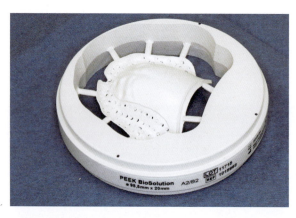

図17 PEEK（MERZ DENTAL）。耐熱性、機械的特性に優れたスーパーエンジニアリングプラスチック「ポリエーテルエーテルケトン」。

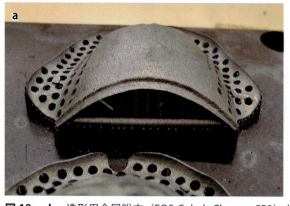
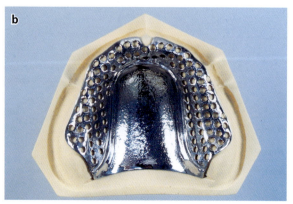

図18a、b 造形用金属粉末（EOS Cobalt Chrome SP2）を積層造形法により製作したメタルフレームワーク。従来のロストワックス法に代わり、熟練を要さず、大量のフレームを一度の製作できる。最少厚さ0.3 mmまで可能とされている。

3 咬合平面の問題への対応例

　総義歯の咬合平面で問題となるのは、咬合平面が低すぎる場合と傾斜している場合である。食塊の形成、粉砕を考えれば咬合平面は上下顎の中央にあるのが望ましい。また咬合平面の傾斜は義歯に推進現象を招く。シングルデンチャーでも同様であるが、対顎の天然歯の補綴をやり直すとなると大変な手間も費用もかかるので、できれば避けたい。

　図19に示す症例は、咬合平面に問題があった症例である。上顎ブリッジの支台歯をすべて抜歯し、はじめてシングルデンチャーを装着した症例である。新義歯装着後、「カチカチする時は問題ないのですが、食べている時に鼻の下あたりが痛い」との訴えが続いた。

　抜歯前のパノラマエックス線写真（**図19a**）で明らかであるが、下顎の咬合平面の傾きが左右で異なっていた。下顎左側は第三大臼歯を支台歯としたブリッジが装着されており、咬合平面の傾斜が強い。一方、右側の咬合平面はフラットである。そうなると傾斜の強い左側には咬合時に義歯の前方への推進力が働くが、右側ではそれが起こらない。結果として義歯が右側に回転するような不自然な動きが生まれ、上唇部に痛みが生じたものと考えられる。残念ながら、左側の臼歯部ブリッジをやり直して咬合平面を整えるしか対処方法はなかった（**図19c**）。

図19 咬合平面に問題のあった例

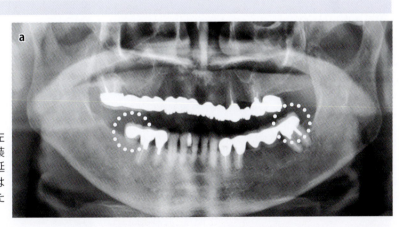

図19a　初診時のレントゲン写真。左側は智歯を支台歯としたブリッジが装着されている。右側は第一大臼歯が延長ポンティックとなっている。上顎は保存不可能で抜歯。抜歯後に製作した義歯は噛むと鼻の下が痛いと訴えた。

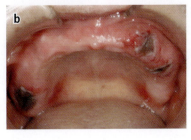
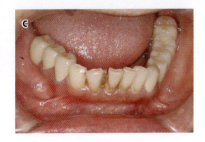

図19b、c　上顎のフルブリッジの抜歯によりシングルデンチャー症例となる。智歯を使った左側ブリッジの咬合平面に違和感を覚える。

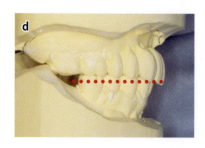
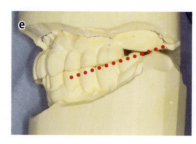

図 19d、e 抜歯前の咬合状態。左右で咬合平面の傾きが違う。左側は大きく傾斜している。

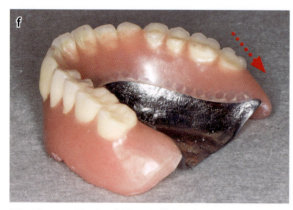
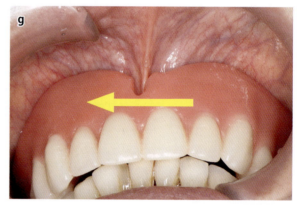

図 19f、g はじめに製作した義歯は左側咬合平面は傾斜。これにより左側のみに義歯の推進現象が生じ、義歯が回転するように動き、鼻の下の痛みにつながった。

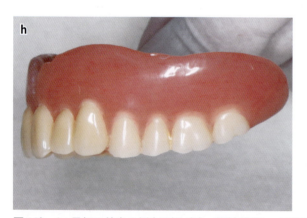
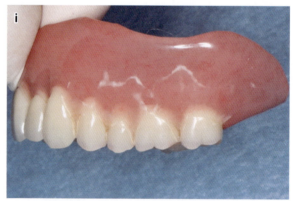

図 19h、i 最初の義歯の側方面観（h）。傾斜が強い。下顎のブリッジを再製したあとに再製した新義歯（i）は咬合平面の傾斜が軽減された。

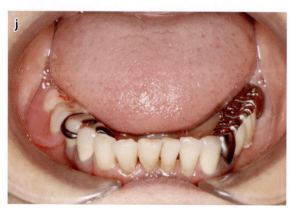
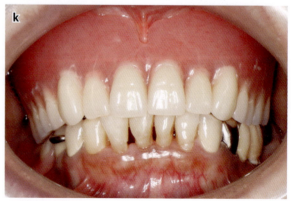

図 19j、k 下顎左側ブリッジを再製して咬合平面の改善。右側の延長ポンティックを切断し、部分床義歯を装着。新義歯では義歯の動揺は極めて少なくなった。

義歯の咬合平面 真ん中のルール

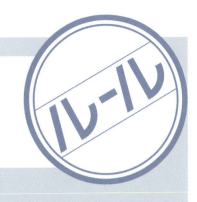

咬合平面は上下顎の中央がよい。低いと傾斜は義歯を動揺させる。

低すぎないか、傾いていないかをチェックする。

- 低すぎると、咀嚼時に舌を噛みやすい。

- 傾斜していると、義歯に推進力が働く。

CHAPTER 2-4 下顎前歯部のみが残存している場合

1） Combination Syndrome という問題とその対応

　上顎が無歯顎で、下顎が遊離端欠損の症例は最近増えている。下顎前歯部の残存歯によって上顎前歯部顎堤が大きなダメージを受けている場合が多い。歯根膜感覚のある下顎残存歯で噛みたいと前歯で強く咬合するため、上顎前歯部にフラビーガムや義歯性線維症が見られるようになる（**図 20**）。臼歯部で咬合しづらいということでエックス線写真を見ると、下顎臼歯部の顎堤に著しい吸収が認められる症例がほとんどである。このような症例に対して Kelly（J Prosthet Dent 1972）は Combination Syndrome（コンビネーションシンドローム）という名称を提案した。日本補綴歯科学会の用語集（第 4 版、2015）では以下のように定義している。

　「上顎無歯顎、下顎両側性遊離端欠損患者において特徴的に見られる症候群。基本的な症状として上顎前歯部顎堤の骨喪失、上顎結節の下方への過形成、硬口蓋部の乳頭様増殖、下顎前歯の挺出および部分床義歯の義歯床下の骨喪失などがある。上顎前歯部のフラビーガムと歯肉移行部の腺維症、下顎歯周組織変化、咬合平面の後方傾斜および下顎の前上方変位が見られる」

　用語集を読むとかなりの難症例であることは理解できるが、その対応はどうすべきであろうか。
　前歯での強い突き上げを避けるというのが原則となろう。そのためには、
　①両側大臼歯部で確実に咬合させること、
　②前歯部の接触を弱める、もしくは歯根膜感覚を減弱させること
の 2 項目を考慮したい（**図 21**）。

　それぞれの具体的な対応は、①の大臼歯部での確実な咬合支持の確保に対しては、製作する部分床義歯をリジットタイプの設計とし、確実に臼歯部で噛みしめられるように咬合力の支持域を確保することである。例えばコーヌスクローネ義歯などにすれば、確実にリジットな義歯となる（**図 22**）。

図20 Combination Syndrome 例

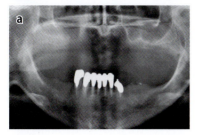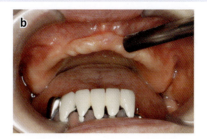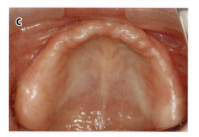

図20a〜c　Combination Syndrome。下顎遊離端症例で下顎前歯部の突き上げで上顎にフラビーガムが進行。

図21 Combination Syndrome への対応（ベーシック）

①両側大臼歯部で確実に咬合させる ……→ ・リジットタイプの義歯

②前歯部の接触を弱める（歯根膜感覚の減弱）……→ ・オーバーデンチャー ・被蓋の調整 ・抜歯？

図21　**ここが重要！** 前歯での強い突き上げを避ける。

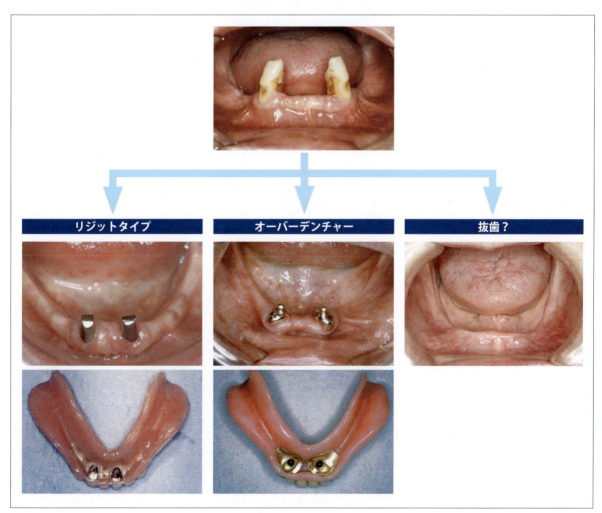

図22　上顎シングルデンチャーに対合する下顎前歯への対応策。

②の歯根膜感覚の減弱に対しては、残存歯の数と歯槽骨の状態にもよるが、オーバーデンチャーにするという方法もある。極端に走れば、抜歯という対応もあるかもしれない。しかし、どの症例にも適応すべき対応策としては、咬合バランスを重視し、機能運動時、咀嚼運動時の咬合力を前歯に集中することなく全体で負担するように調整することである。そこで前歯部に着目した被蓋、咬合関係を調整することが最も重要なポイントとなる。

2) 前歯部の被蓋の 3 タイプ

前歯部の被蓋としては、**図 23** に示すように 3 つパターンが考えられる。
①上顎前歯部舌側面に下顎前歯切縁が滑走しながら前方にでてくるタイプ
②切縁でわずかに接して前方滑走するタイプ
③前歯部の接触を避けるタイプ
広範囲なフラビーガムが前歯部にあれば、前歯部の接触を避けるのもよさそうである。しかし、我々の研究では③の咬合関係にすると咀嚼運動パターンは乱れ、むしろ咀嚼時の義歯の安定は損なわれることが分かっている。下顎を前方にだした時、前歯部の接触があるからこそ、前方にでたことを認識し、そのあと後方に戻ろうとするようだ。ところが前歯部の接触がないと前にでたことが認識できないため、さらに前方に突出するなど咀嚼運動パターンは乱れ、噛みにくい義歯となってしまう。前歯部で噛みたいという感覚は強いので、前歯部の接触は確保しなければならない。

1）有歯顎と無歯顎をわけて考える必要がある

それでは①の深い垂直被蓋はどうであろうか。有歯顎の咬合に慣れている先生では、①のように前歯部での長い滑走経路が適切のように感じられるようだ。しかし、本当にそうだろうか。有歯顎では Anterior Guidance を付与し、前方運動時に臼歯部を離開させる咬合が適切とされている。したがって、矢状切歯路角は矢状顆路角よりも大きく設定する必要がある（**図 24**）。

一方、無歯顎では偏心運動時に多くの接触を確保し、義歯の安定を図る Balanced Occlusion の付与が必要とされる。そこで前方運動時に臼歯部での咬合接触を確保するためには、有歯顎とは異なって、矢状切歯路角を矢状顆路角よりも小さく設定しなければならない（**図 25**）。

2）切歯路角を小さく設定して Balanced Occlusion を付与する

①の咬合関係でも半調整咬合器を用い、チェックバイト法で確実に顆路を調整すれば Balanced Occlusion が付与できると主張される先生もいるかもしれ

図23 前方運動時の前歯部の接触は3パターンに分かれる（林都志夫　1982　改）

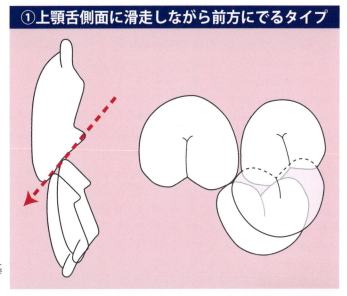

①上顎舌側面に滑走しながら前方にでるタイプ

図23a　ここが重要！ パターン①。垂直被蓋，切歯路角が大きい症例が多い。有歯顎者の基準で考えていないか？

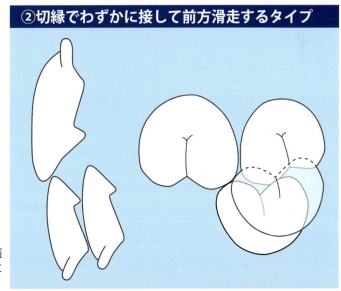

②切縁でわずかに接して前方滑走するタイプ

図23b　ここが重要！ パターン②。垂直被蓋を小さくする。前方運動時に切縁でわずかに接触させる。

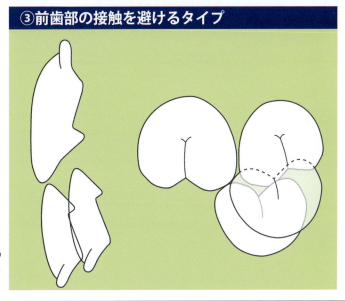

③前歯部の接触を避けるタイプ

図23c　ここが重要！ パターン③。前歯部の接触を避けると咀嚼運動が安定しない。触らないと前方にでたことが認識できない。

ない。しかし、実際の症例を見ると**図 25a** のように前歯部の突き上げにより義歯床が後縁から外れ、見かけ上、臼歯部で咬合接触が生じただけの場合がほとんどである。しかも、それに気づかない先生が多いようだ。そこで②のように垂直被蓋を減じて、切歯路角を小さく設定することで Balanced Occlusion を付与することが大切である。そのため、使用中義歯の被蓋が深かった場合には、それよりも上顎前歯部を少し前にだし、かつ上方に排列する必要がある。そこで、排列の前提となる上顎唇側前庭部の厚みの確保や咬合高径が重要な意義を持つ。その後に、咬合器上で前方滑走運動をスムーズ行えるよう調整しておく必要がある。そうすることで、前にでてもまた後ろに戻れることが分かり、前で噛んでもダメージが少ない咬合が付与できることになる。

図 24 有歯顎と無歯顎では、矢状切歯路角と顆路角の関係が逆転する

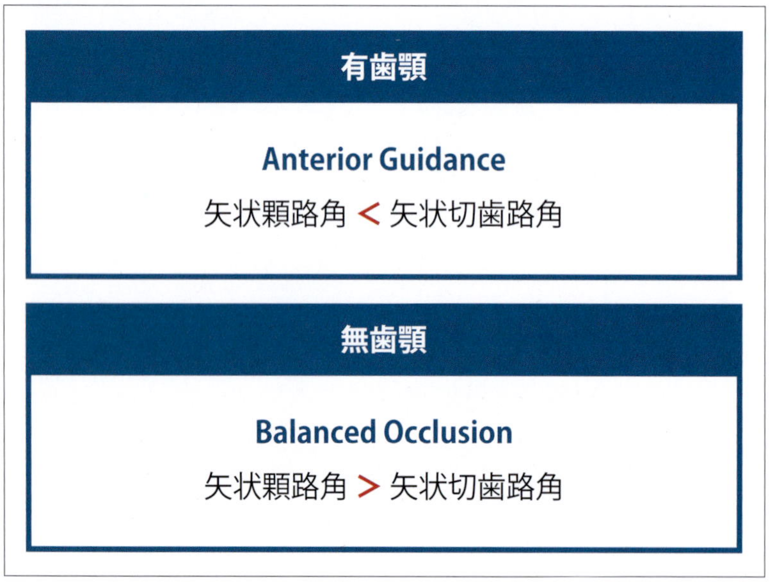

有歯顎

Anterior Guidance

矢状顆路角 **<** 矢状切歯路角

無歯顎

Balanced Occlusion

矢状顆路角 **>** 矢状切歯路角

図 24 <mark>ここが重要！</mark> 顆路角と切歯路角の関係。有歯顎と無歯顎では切歯路角と顆路角の大小が異なる。有歯顎では臼歯離開咬合が望まれるが、無歯顎では常に臼歯部が接触していることで義歯の安定を図らなければならない。

図 25　義歯が外れて見かけ上の咬合接触

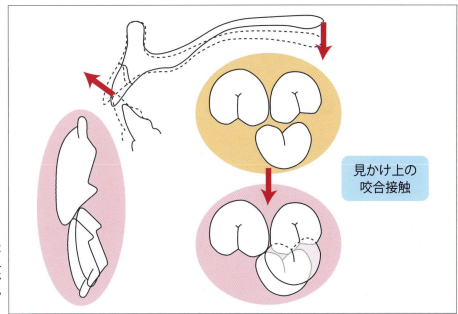

図 25a　**ここが重要！**　パターン①では実際には前方運動時に義歯が外れて、見かけ状咬合接触があるように誤認されている場合はほとんどである。

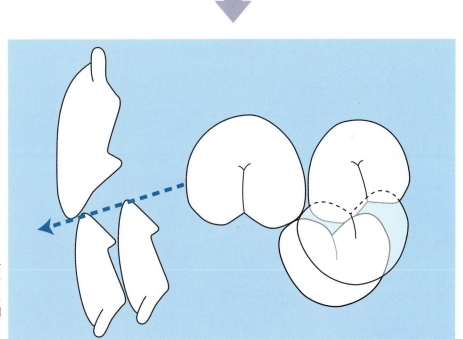

図 25b　垂直被蓋、切歯路角を小さくしたパターン②ならば、前方運動時にも臼歯が接触する Balanced Occlusion を達成しやすい。義歯が安定する咬合となる。

フラビーガム症例の咬合のルール

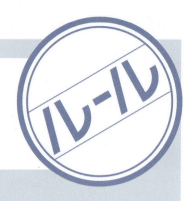

フラビーガムは前歯の接触が鍵。

- Balanced Occlusion は必須。

- 咬合器上で前方滑走運動をスムーズに行えるよう調整する。

- 前にでてもまた後ろに戻れる咬合。

- 前で噛んでもダメージが少ない咬合。

3　前歯部の被蓋の調整方法

　前述したようにシングルデンチャーの対顎の残存歯は、咬合平面が乱れている場合が多い。そのままでは均等な前歯での咬合接触は確保できない。そこで、例えば図26のようにわずかに削合することができれば、ずっと上顎前歯の排列は楽になる。天然歯であっても高齢者では削合による知覚過敏や疼痛が生じることはほとんどない。また、不足部分については、図27のように硬質レジンやコンポジットレジンを追加することで咬合接触を回復できる。接着技法の進歩による臨床上の恩恵は多い。

図26　前歯の削合

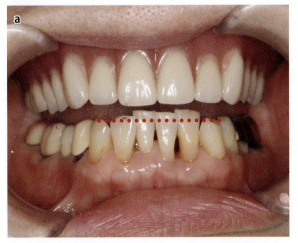
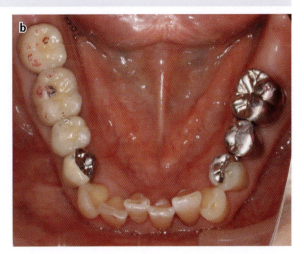

図26a、b　前歯部を削合することで咬合平面を整える。

図27　不足部の追加

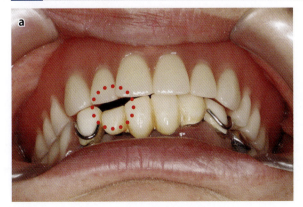
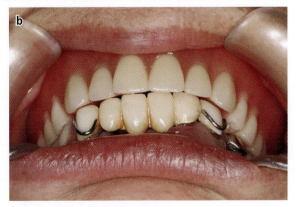

図27a、b　硬質レジンを口腔内で直接追加することで、前方運動時の均等な接触が確保できる。

一方、下顎前歯のアーチが唇舌的に乱れている症例では、それに合わせて被蓋を設定し、上顎前歯を排列すると、上顎の審美性が著しく損なわれてしまう。**図28**は物が噛み切れないことと、息が抜けて話しづらいとのことで来院した症例である。以前はどうであろうとも上顎前歯は、やはり審美性を最優先に排列したい。そこで、上顎前歯は正常なアーチを描くように排列し、下顎の唇舌的な乱れに対しては、上顎前歯部唇側の研磨面形態を工夫することで対応した。顎義歯におけるパラタルランプをイメージすれば同じことである。下方から前歯部をのぞき、左右犬歯間の垂直被蓋、水平被蓋がほぼ均等になることを目標に調整する。使用中の義歯に即時重合レジンを追加して（**図28b**）改善が見られたことを確認してから、新義歯の製作に移った。

　ところが、「総入れ歯は前歯で物を噛んではいけない。食品を小さくちぎって奥にいれて奥歯で噛みなさい。」などと患者指導している歯科医を時々見かける。しかし前歯で噛み切れなければ満足度は大きく低下する。蕎麦やうどんはどう食べればよいのかということになると思う。やはり前歯部で噛めなければダメだろう。もちろん、咬頭嵌合位では前歯部は接触させてはいけないが、下顎をわずかに前方に動かした時には前歯が均等に咬合接触させることは重要である。前述したように前にでてもまた後ろに戻れる咬合、前で噛んでもダメージが少ない咬合の付与が重要である。そのためには垂直被蓋は上顎前突は別なものとして、正常な顎間関係では1mm程度を基準と考えて、切歯路角を小さく設定することが大切である。

図28 舌側面の歯肉形成で水平被蓋をコントロール

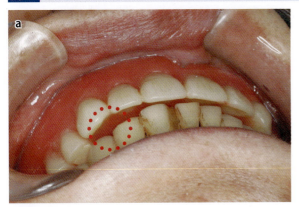

図28a 使用中義歯では物が噛みきり難く、話しづらいとのこと。

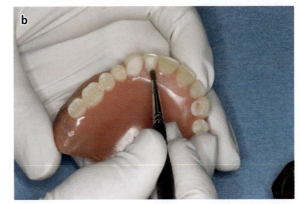

図28b 上顎右側人工歯の口蓋側に即時重合レジンを追加。

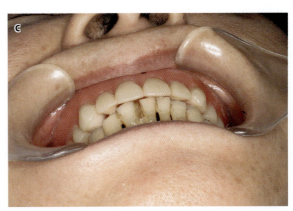

図28c 左右側で被蓋が均一になり、噛みやすくなった。

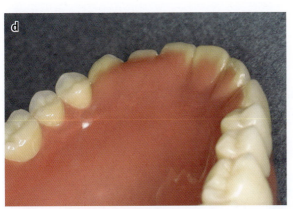

図28d、e ここが重要！ 新義歯での前歯部口蓋側の形態。乱れた下顎人工歯の位置に合わせて豊隆させることで、水平被蓋を均等にできた。

4 症例から Combination Syndrome を学ぶ

　図29は上顎前歯部の疼痛を主訴として来院した患者である。上顎前歯部は明らかなフラビーガムで、上顎口蓋正中部前方には潰瘍も認められる。Combination Syndrome の症例である。使用中の義歯（**図29e**）を見れば、前歯部の垂直被蓋が深く、下顎前歯が上顎前歯人工歯の基底部に噛み込んでいる。一方、下顎の部分床義歯はレストの適合も甘く、ワイヤークラスプも十分ではないため、臼歯部での咬合支持は不十分である。すなわち臼歯では食塊を噛めないため、患者は前歯部で噛むしかなかったのであろう。使用中義歯を修理、調整しても改善が見込めないので、新たに義歯を作り直すことにした。

　フラビーガムを加圧しないように2回にわけて印象採得を行った（**図29f～k**）。この方法で採得された印象から作られた作業用模型と、既製トレーとアルジネート印象材の組み合わせから作られた研究模型を**図29l**に示す。フラビーガム組織がいかに変形しやすいかが、よく分かるだろう。さらに模型上でもフラビーガム部は十分にリリーフして圧が加わらないように注意した。咬合様式は両側性のリンガライズ・オクルージョンを選択した。**図29o、p**は新義歯の咬合関係である。わずかに前方に下顎をだせば切縁部で均等な接触が得られている。これなら前歯部でのダメージが少なく噛み切ることができるだろう。

図29　Combination Syndrome の症例から

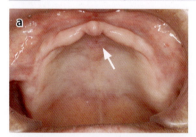
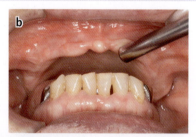
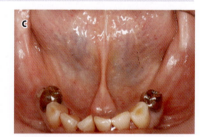
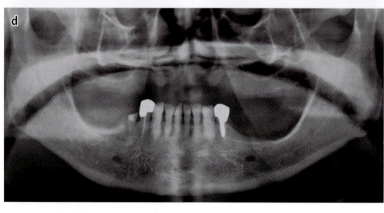

図29a～d　初診時の口腔内所見。主訴は「上顎が痛くて物がかめない」であった。上顎前歯部顎堤はフラビーガムで、口蓋部に潰瘍がみられた。Combination Syndrome と診断。

【使用中義歯の問題】

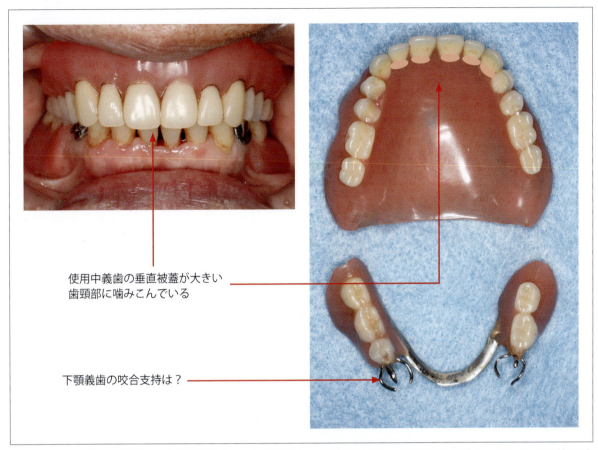

使用中義歯の垂直被蓋が大きい
歯頸部に噛みこんでいる

下顎義歯の咬合支持は？

図 29e 使用中義歯の状態。垂直被蓋が大きく、下顎前歯は上顎前歯人工歯の歯頸部付近で咬合している。下顎部分床義歯のレストは適合不良で、臼歯部人工歯での咬合支持が確保されていない。

【印象採得でのフラビー部を加圧しないための工夫】

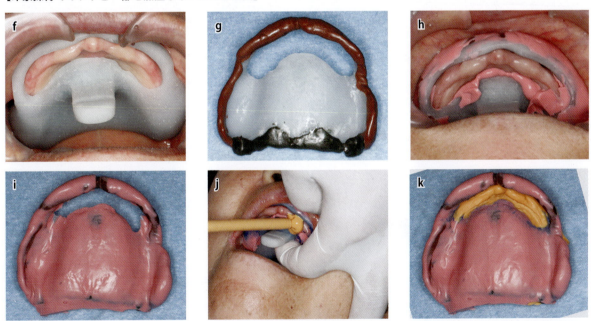

図 29f〜k フラビーガム組織の加圧を避けるための二重印象法。フラビーガム部が開窓された個人トレーを用いる。通常どおりに筋圧形成を行い、フラビーガム部以外の部位のウォッシュインプレッションする。印象材硬化後、トレーをはずし開窓部にはみだした印象材を整理する。口腔内に印象を戻し、フローのよいシリコーンゴム印象材を開窓部に注入し、硬化を待つ。

【研究用模型】

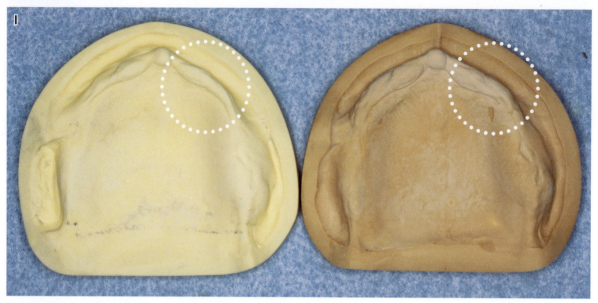

図29l　印象法によるフラビーガム組織の形態変化。既製トレーを使ってアルジネート印象材で印象採得してできた模型。（左）二重印象法で採得してできた模型。（右）アルジネート印象ではフラビーガム組織が大きく変形していることが分かる。

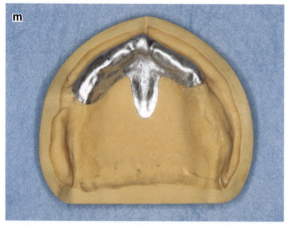

図29m　フラビーガム部はリリーフメタルでしっかりとリリーフする。隙間が空きすぎると心配する必要はない。

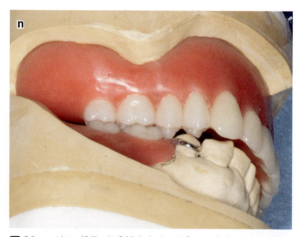

図29n　リンガライズドオクルージョンとし、人工歯の頬側に間隙を設ける。

【新義歯】

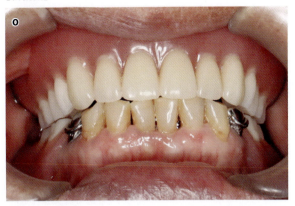

図29o　咬頭嵌合位。旧義歯に比べ垂直被蓋が小さく設定されている。

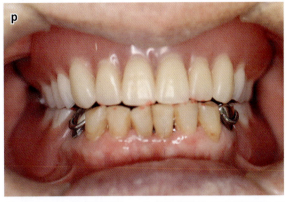

図29p　前方滑走運動時．前歯部切縁部でほぼ均等な接触が得られ、かつ臼歯部でも咬合接触がある。Balanced Occlusion が得られている。

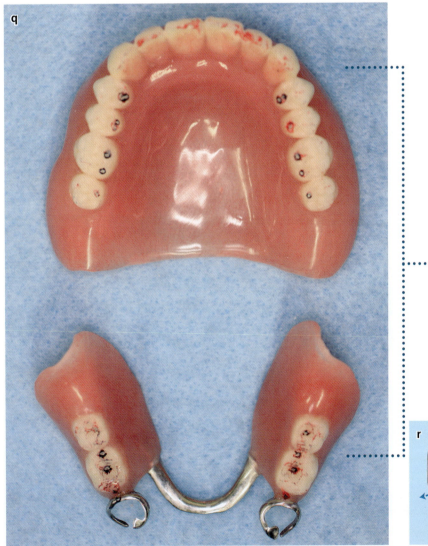

図29q　新義歯。リンガライズドオクルージョンが付与され、かつ前方運動時の前歯部の接触も印記されている。

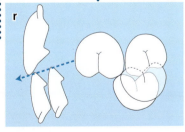

図29r　目標とした咬合接触関係。垂直被蓋、切歯路角を小さく。

5 インプラント義歯に対合するシングルデンチャーの問題

　下顎の総義歯がガタガタと動きやすく難しいとの理由から、下顎にインプラントを埋入してインプラント義歯にする症例も多々見られるようになった。こうなると上下顎総義歯から上顎のシングルデンチャーへと症型が変化する（**図30**）。当初はボーンアンカードブリッジ（**図31a**）が多く臨床応用されていた。ボーンアンカードブリッジでは臼歯部がカンチレバーとなるため第二小臼歯もしくは第一大臼歯部までの短縮歯列となる。そうなると咬合力の重心は前方に位置することになる。

　上顎シングルデンチャーでは大臼歯部の咬合が重要であり、咬合力の重心が前方に移動すると義歯の安定には不利となる。あたかも人為的に Combination Syndrome を生みだしかねない（**図31b**）。少しでも後方で確実に噛めるようにと、咬合調整にはさらに慎重な対応が望まれる。そう考えると下顎がインプラント義歯ならば、上顎もインプラント義歯（**図31c、d**）とした方が咬合の管理はしやすいように思う。

　図32 は下顎にインプラントブリッジが装着されている症例である。上顎は骨膜下インプラントが装着されていたそうで、除去後の上顎顎堤には悲惨なものがある。咬合力の重心を後方に移すことを目標に、臼歯部で少しでも咬合力が支持できるように咬合調整を慎重に行った。

図30 Combination syndrome への対応（アドバンス）

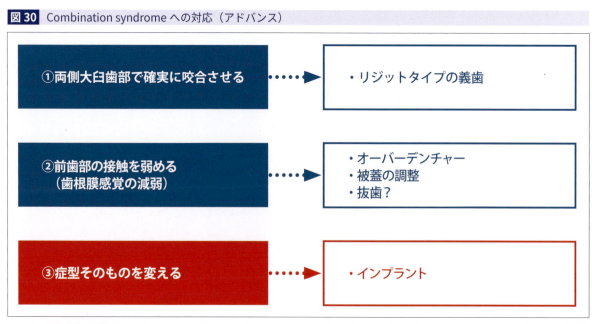

図30　ここが重要！ Combination syndrome への追加の対応：インプラントを埋入することで、上顎無歯顎、下顎前歯部残存という症型そのものを変化させる。

図31 ボーンアンカードブリッジでは咬合力の重心の位置が問題

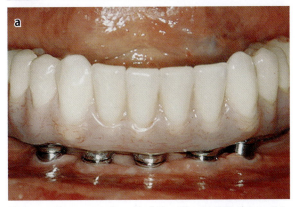

図31a ボーンアンカードブリッジ。臼歯部がカンチレバーとなるため短縮歯列となり、咬合の重心は前方に位置する。

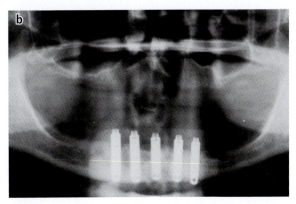

図31b インプラント埋入があたかもCombination Syndromeを作りだしたかのように見える。

↓ 上顎もインプラントで解決する

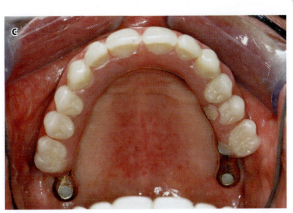

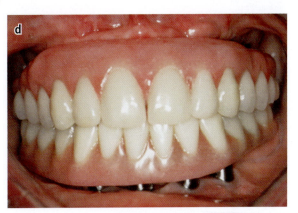

図31c、d 下顎のボーンアンカードブリッジに対しては、上顎もインプラント義歯として対応。上下固定によりCombination Syndromeからは脱した。

図32 下顎にインプラントブリッジが装着された例：咬合力の重心を後方に移して対応

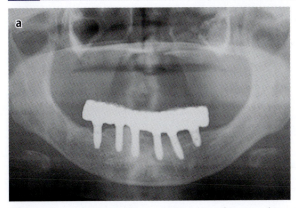

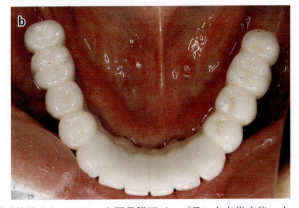

図32a、b 上顎が無歯顎で、下顎にインプラントブリッジが装着されている。上顎骨膜下インプラントを撤去後、上顎義歯は難し過ぎて他院では作ってもらえないとのことで来院。

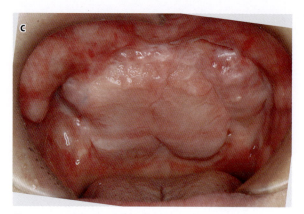

図32c 上顎顎堤は異常な顎堤吸収がみられる。

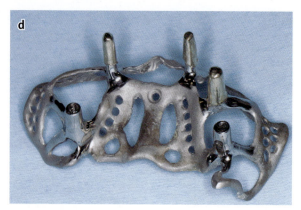

図32d それまで装着されていた骨膜下インプラント。口腔外科で撤去されていた。

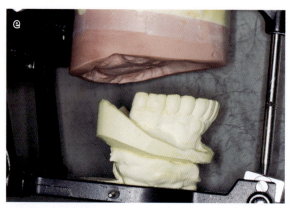

図32e 上顎顎堤はえぐれていて側方からは見えないほどである。

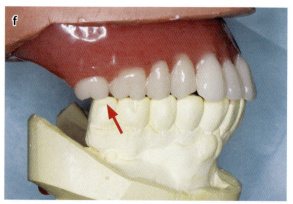

図32f 重合後の咬合器再装着。少しでも咬合力重心が後方にいくように、最後臼歯まで確実に咬合接触させ、Balanced Occlusionを付与した。

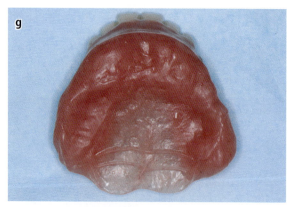

図32g 完成義歯の粘膜面。

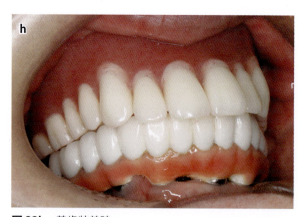

図32h 義歯装着時。

図33 下顎前歯部がインプラントオーバーデンチャーの例：上顎もインプラントブリッジで対応

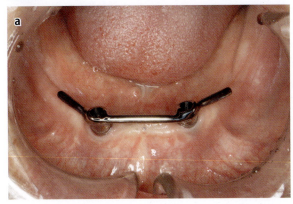

図33a インプラントオーバーデンチャーはボーンアンカードブリッジよりはCombination Syndromeになりにくい。

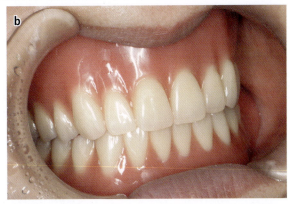

図33b 下顎インプラントオーバーデンチャー装着時。それでも上顎シングルデンチャーは前歯部での突き上げが起こりやすい。

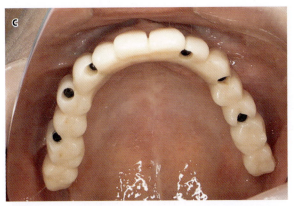

図33c 上顎も固定性のインプラントブリッジにすることで問題を解決。

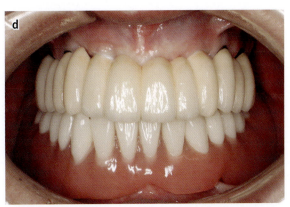

図33d 上下顎装着時。身体的、経済的要因がクリアーできれば、インプラントは最後の解決策かもしれない。

　一方で、下顎前歯部に数本埋入しオーバーデンチャーとした場合（**図33**）では、通常の総義歯に準じた製作が可能で、咬合の付与も容易なことから問題が少ない治療方法と考えられる。さらに上顎もインプラントブリッジにすることで患者の満足度は極めて高まった。身体的、経済的要因がクリアーできれば最後の切り札は、インプラントなのかもしれない。

CHAPTER **3**

下顎
シングルデンチャーを
マスターする

CHAPTER 3-1 「痛み」はなぜ生じる？

　下顎のシングルデンチャーの訴えは「痛い」、「痛くてはめられない」ということがほとんどである。
　一般に痛いということは
　①咬合力を支えきれないから
　②咬合力が適正に配分されないから
　痛いのである。上顎天然歯直下の下顎の義歯床下組織には強い咬合力が働くため、そこに痛みが生じることになる（**図34**）。パノラマエックス線写真でもその部位に著しい骨吸収が進んでいることが明らかである。

図34 天然歯直下の下顎顎堤に強い痛みがある症例

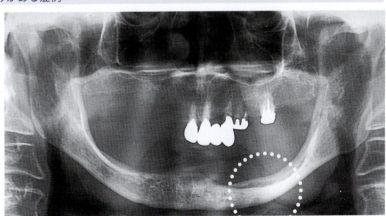

図34　ここが重要！ 上顎に天然歯がある直下の下顎左側の骨吸収が著しい。

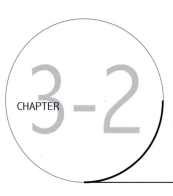

CHAPTER 3-2 対策は、咬合力を分散、減じること

　痛みを回避するには、集中する咬合力を他へも配分し、減じることができないかを考えることが必要となる。
　①粘膜面での対応としては、支持域の確保や軟質裏装材の適応も検討項目となる。②咬合面での対応としては、やはり基本は Balanced Occlusion ではあるが、咬合の舌側化、側方力の減弱化も検討すべきである。さらに③力のアンバランスの解消、もしくは力の減弱ということでは、インプラントオーバーデンチャーの適応やさらには戦略的な抜歯も検討したい（**図 35**）。

図 35 下顎シングルデンチャーの対応策

下顎のシングルデンチャーが痛いのは
⇩
咬合力を減じられないか？

①粘膜面での対応
・支持域の確認
・軟質裏装材の適応

②咬合面での対応
・咬合の舌側化
・側方力の減弱化

③力の減弱
・オーバーデンチャー
・抜歯

図 35　ここが重要！ 下顎シングルデンチャーでの 3 つの対応。

図36 下顎義歯が痛くて使えなかった症例

【初診時と旧義歯】

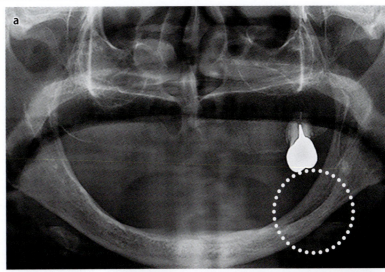

図36a　上顎左側第二大臼歯直下の下顎の顎堤吸収が著しい。

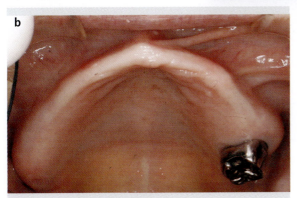
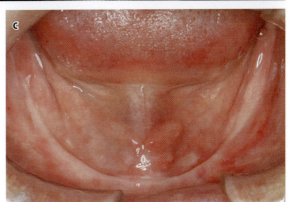

図36b、c　初診時口腔内写真。

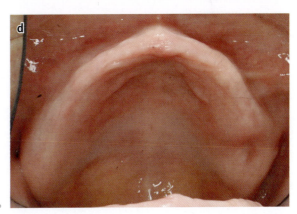

図36d　戦略的抜歯により無歯顎とした。

　図36では下顎義歯が痛くて使えない。2年以上、上だけ入れて食事をしているとのことであった。患者の同意が得られたことで抜歯を選択した（**図36d**）。抜歯すれば普通の上下総義歯に過ぎないので、経過は良好となった。
　図37a〜dは同じく根面板直下の吸収が著しい。使用中義歯を診査すると支持の中心となる頬棚の面積が不足していた。そこで頬棚の確保を念頭に新義歯を作ることにした（**図37**）。しかし、それでも完全には痛みの解消には至らなかったため、軟質裏装材を適応することとなった。

【新義歯】

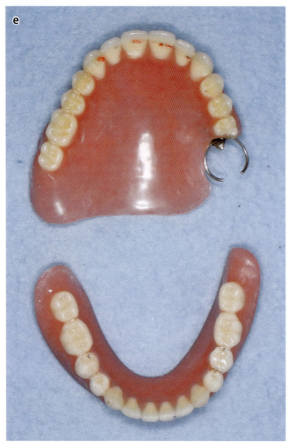

図36e 使用中義歯。本来、咬合力の支持域が、より必要とされる左側の頬棚が狭い。

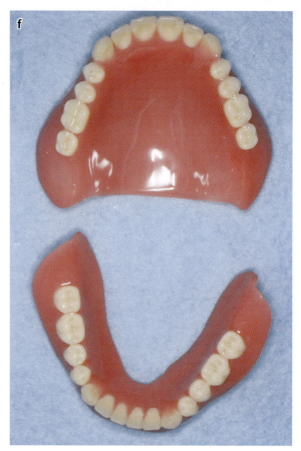

図36f 新義歯。下顎は頬棚を確保。

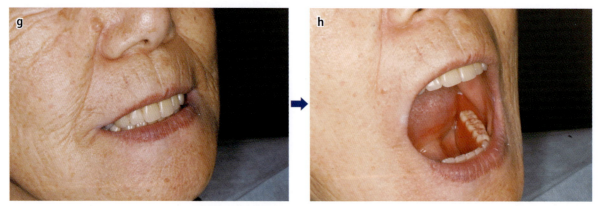

図36g、h 義歯装着時の様子。大きく開口しても義歯は外れない。

図37 軟質裏層材で対応した症例

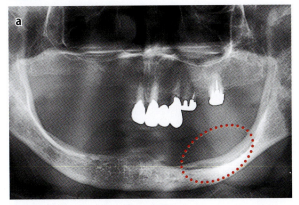

図37a　パノラマエックス線写真。

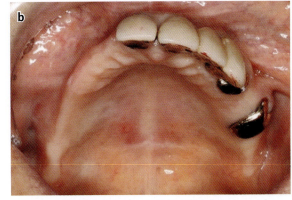

図37b　上顎口腔内写真。左側に歯が残存。

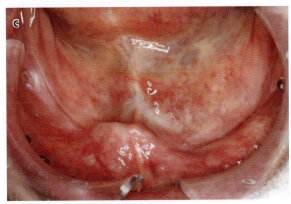

図37c　下顎の顎堤吸収が進行している。

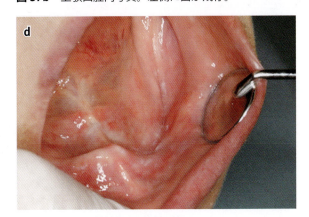

図37d　左側の顎堤吸収は特に著しい。

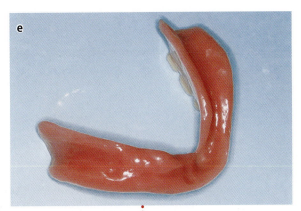

図37e　旧義歯。頰棚が確保されていない。

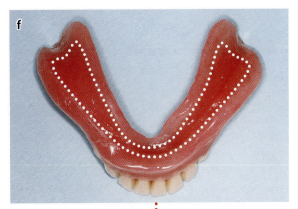

図37f　新義歯。軟質裏装材（点線内）でリラインした。術式はPART 3の図41を参照のこと。

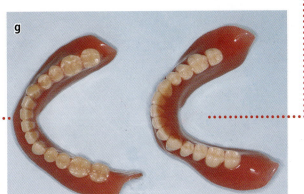

図37g　新旧義歯。頰側の形態に着目。

【参考文献】

1. 鈴木哲也. よい義歯だめな義歯. 鈴木哲也のコンプリートデンチャー17のルール. 東京：クインテッセンス出版, 2011.

2. Oki M, Suzuki T, Takahashi H. A modified indirect method for fabricating silicone soft-lined complete dentures. J Prosthet Dent 2016;116:853-857.

3. 鈴木哲也, 大木明子. 全部床義歯補綴の床形態に関する統一見解. 日補綴会誌 2016;8:18-23.

4. 鈴木哲也. 総義歯装着後のメインテナンス. In: 石上友彦, 加藤均, 吉田惠一（編著）. 補綴後のメインテナンス. 患者さんと歯科医師のために. 東京：口腔保健協会, 2016:71-116.

5. Zarb GA, Bolender CL. Prosthodontic Treatment for Edentulous Patients: Complete Dentures and Implant-Supported Prostheses. 13th ed. St. Louis: CV Mosby, 2013:161-179.

6. 鈴木哲也, 古屋純一. シンプルに決める下顎総義歯の印象採得. 前編 理論編. QDT Art & Practice 2011;36:499-509.

7. 古屋純一, 鈴木哲也. シンプルに決める下顎総義歯の印象採得. 後編 実践編. QDT Art &Practice 2011;36:643-655.

8. 阿部二郎, 小久保京子, 佐藤幸司. 4-STEPで完成 下顎吸着義歯とBPSパーフェクトマニュアル. 東京：クインテッセンス出版, 2011:46-47.

9. 阿部晴彦. 診査・診断に基づく総義歯の臨床. 東京：クインテッセンス出版, 2009.

10. 市川哲雄, 北村清一郎. 総義歯を用いた無歯顎治療. 口腔解剖学の視点から. 東京：クインテッセンス出版, 2004:44-47, 80-81.

11. 鈴木哲也, 織田展輔. 義歯のメンテナンス.（1）リラインとリベースの重要性. YEAR BOOK 2009 現代の治療指針. 東京：クインテッセンス出版, 2009:86-87.

12. 鈴木哲也. 誌上ディベイト. フルバランスドオクルージョンかリンガライズ・オクルージョンか. 咀嚼時の咬合接触からみた全部床義歯の咬合. 補綴誌 2004;48:664-672.

13. 小林賢一. 総義歯臨床の押さえどころ. 東京：医歯薬出版, 2001.

14. 早川巖. コンプリートデンチャーの理論と臨床. 総義歯をイメージする. 東京：クインテッセンス出版, 1995.

15. 長尾正憲, 小林賢一, 鈴木哲也. 無歯顎の印象. 東京：口腔保健協会, 1993.

16. Levin B（著）, 長尾正憲（監訳）. コンプリートデンチャーの印象. 東京：クインテッセンス出版, 1985.

17. 林都志夫（編）. 全部床義歯補綴学. 第3版. 東京：医歯薬出版, 1993.

18. Watt DM, MacGregor AR. Designing Complete Dentures. 2nd ed. Bristol: Wright, 1986.

19. Atwood DA. The reduction of residual ridge. A major oral disease entity. J Prosthet Dent 1971;26:266-279.

20. 上条雍彦. 口腔解剖学5. 内臓学. 東京：アナトーム社, 1969.

コンプリートデンチャー 鈴木哲也のマスター1
ランクアップのための知恵と技

発行日 ──── 2017年4月1日　第1版第1刷

著　者 ──── 鈴木 哲也、古屋 純一

発行人 ──── 濵野 優

発行所 ──── 株式会社デンタルダイヤモンド社

〒113-0033　東京都文京区本郷3-2-15　新興ビル

電話＝03-6801-5810㈹

http://www.dental-diamond.co.jp/

振替口座＝00160-3-10768

企画・制作 ── インターアクション株式会社

印刷所 ──── 横山印刷株式会社

© Tetsuya SUZUKI, 2017

落丁、乱丁本はお取り替えいたします

● 本書の複製権・翻訳権・上映権・譲渡権・公衆送信権（送信可能化権を含む）は、㈱デンタルダイヤモンド社が保有します。

● JCOPY 〈㈳出版者権管理機構 委託出版物〉

本書の無断複写は著作権法上での例外を除き禁じられています。複写される場合は、そのつど事前に㈳出版者著作権管理機構（TEL：03-3513-6969、FAX：03-3513-6979、e-mail：info@jcopy.or.jp）の許諾を得てください。